国家卫生健康委员会"十四五"规划教材配套教材
全国高等学校药学类专业第九轮规划教材配套教材

供药学类专业用

药理学
实验指导

主　编　杜俊蓉　陈　忠
副主编　张　勇　张雪梅　龚其海
编　委　（按姓氏笔画排序）

毕惠嫦　南方医科大学
吕雄文　安徽医科大学
阮叶萍　浙江中医药大学
杜俊蓉　四川大学华西药学院
张　勇　哈尔滨医科大学
张雪梅　复旦大学药学院
张翔南　浙江大学药学院
陈　忠　浙江中医药大学
范彦英　山西医科大学
罗春霞　南京医科大学
洪　浩　中国药科大学
龚其海　遵义医科大学

人民卫生出版社
·北　京·

图书在版编目（CIP）数据

药理学实验指导 / 杜俊蓉，陈忠主编 . -- 北京 ：
人民卫生出版社，2024. 6. -- ISBN 978-7-117-36418-8

I. R965. 2

中国国家版本馆 CIP 数据核字第 2024YV6413 号

| 人卫智网 | www.ipmph.com | 医学教育、学术、考试、健康，购书智慧智能综合服务平台 |
| 人卫官网 | www.pmph.com | 人卫官方资讯发布平台 |

药理学实验指导

Yaolixue Shiyan Zhidao

主　　编：杜俊蓉　　陈　忠

出版发行：人民卫生出版社（中继线 010-59780011）

地　　址：北京市朝阳区潘家园南里 19 号

邮　　编：100021

E - mail：pmph @ pmph.com

购书热线：010-59787592　010-59787584　010-65264830

印　　刷：河北宝昌佳彩印刷有限公司

经　　销：新华书店

开　　本：787 × 1092　1/16　　印张：10

字　　数：250 千字

版　　次：2024 年 6 月第 1 版

印　　次：2024 年 9 月第 1 次印刷

标准书号：ISBN 978-7-117-36418-8

定　　价：49.00 元

打击盗版举报电话：010-59787491　E-mail：WQ @ pmph.com

质量问题联系电话：010-59787234　E-mail：zhiliang @ pmph.com

数字融合服务电话：4001118166　E-mail：zengzhi @ pmph.com

前　言

药理学是研究药物与机体（含病原体）相互作用及作用规律的学科。作为医药学相关专业的重要专业基础课程或专业核心课程，药理学是基础医学与临床医学之间的"桥梁"学科，也是药学与医学之间的"纽带"学科，同时也是新药发现和评价的核心内容。药理学教学内容包括理论学习与科研实验，其实验技术与方法涉及的学科非常广泛，包括生理学、病理生理学、微生物学、病理学和免疫学等基础医学学科，细胞生物学、生物化学、分子生物学等生物学学科，以及药物化学、天然药物化学、药物分析化学、药剂学等药学学科。药理学实验是药理学教学的重要组成部分，通过本门课程的学习，使学生掌握药理学的实验方法和技能，验证药理学的重要理论知识，培养其科学思维与科研能力。

为提高药理学实验操作的规范性和教学质量，我们紧扣课程教学要求，精选并设计了较为稳定且常用的药理学实验，并录制44个实验教学视频，这些视频充分展示了实验的操作细节和关键步骤，为药理学实验的规范化操作提供了直观的教学资料。实验教学视频分别对应于以下章节：第一章药理学实验基础知识（视频1.1），第二章药理学实验基本技能（视频2.1~2.8），第三章药理学总论实验（视频3.1~3.6）、第四章传出神经系统药物实验（视频4.1~4.6），第五章中枢神经系统药物实验（视频5.1~5.7），第六章内脏系统与血液系统药物实验（视频6.1~6.8），第七章抗炎药物实验（视频7.1~7.4），第八章化学治疗药物实验（视频8.1~8.4）。

本书由四川大学华西药学院杜俊蓉教授、浙江中医药大学陈忠教授主编，哈尔滨医科大学张勇教授、复旦大学药学院张雪梅教授、遵义医科大学龚其海教授为副主编。实验操作视频分别由上述5位教授的课程团队完成。安徽医科大学吕雄文教授、南方医科大学毕惠嫦教授、浙江大学药学院张翔南教授、南京医科大学罗春霞教授、浙江中医药大学阮叶萍教授、中国药科大学洪浩教授、山西医科大学范彦英教授参与本书的编写工作。

本书的编写与出版得到了人民卫生出版社、参编单位领导和专家的大力支持，在此表示衷心的感谢。

由于编者水平限制，书中的疏漏与不妥之处，敬请同行专家和读者批评指正。

编　者
2024年3月

目　录

第一章　药理学实验基础知识

第一节　药理学实验概述

一、药理学实验的目的与要求

药理学实验是药理学教学工作中的重要组成部分,目的是通过实验,验证药理学中的重要理论知识,巩固和加强学生对基本概念和理论知识的理解和记忆。更重要的是通过实验,培养学生的科学思维和实验设计的能力,使其初步具备对事物进行客观观察、比较、分析、综合以及解决问题的能力。同时培养学生对科学工作的严谨态度和实事求是的作风。

为了达到上述目的,要求师生共同努力,从教与学两方面提出以下要求。

(一) 对实验指导教师的要求

1. 实验课前必须进行预实验,根据预实验的结果或经验,对原实验设计做出必要的调整,确定实验动物的种类和例数,检查观察指标是否客观、灵敏、可靠,改进实验方法和实验技术,摸索药物剂量/浓度与反应之间的关系以便确定最适剂量/浓度。以确保正式实验有条理、按秩序进行。

2. 明确实验目的和要求,精通实验内容并了解各项实验在整个实验课时中所占的不同比例。

3. 认真、耐心指导学生进行实验技术操作,培养学生独立分析和解决问题的能力及实事求是的科学作风。

4. 仔细批改实验报告,认真评定实验成绩。

(二) 对参加实验学生的要求

1. 实验前　仔细阅读《药理学实验指导》,了解拟进行实验的目的、要求、方法和操作步骤,领会其设计原理;结合实验内容,复习有关药理学、生理学、生物化学等方面的理论知识,达到充分理解;预测实验中可能出现的情况和结果。

2. 实验中　分小组进行,小组成员需分工明确,密切配合;检查仪器、药品、实验动物是否与实验教程相符,妥善安排实验器材、正确安装和连接实验设备;严格按实验步骤操作,准确计算给药量,正确捉拿实验动物和使用标本,注意爱护实验动物和标本,节约实验材料和药品,仔细观察实验过程中出现的现象,随时记录药物反应的出现时间、表现及最后转归,联系课堂讲授内容进行思考并准确、及时、客观记录实验结果;实验过程中要注意保持实验室肃静和实验台面清洁与整齐,注意遵守实验室规则,当仪器损坏时,应立即报告指导教师。

3. 实验后　整理实验器材,洗净擦干,妥善安放;将存活或死亡的实验动物按要求分别放到指定地点；做好实验台面和实验室的清洁卫生；认真整理实验结果，需要时对实验结果进行统计学处理，经过分析思考，撰写实验报告，按时交给指导教师。

二、药理学实验设计原则

(一) 对照原则

为了消除各种非处理因素对实验结果的影响，在实验方案中必须设置对照组，即未给予处理因素的组。通过对照可以消除或减少实验的误差，帮助分析实验中的问题或差错原因。总之，对照的意义在于使处理因素和非处理因素的差异有一个科学的对比。

对照的设置应符合"齐同可比"的原则，除了实验药物或处理因素的差别外，其他一切条件，包括实验对象、年龄、性别、体重等，实验方法、仪器、环境及时间等，都应力求一致。对照一般分为以下几种。

1. 阴性对照组　即不给予研究中处理因素(用药)的对照，应为阴性结果。①空白对照：即不给予任何处理的对照，排除或控制自然变化或非处理因素对实验结果的影响；②假处理对照组：即用与药物等量的药物溶剂代替，在两组比较时常用。

2. 阳性对照组　即采用已知的效果明确的药物作为对照，应为阳性结果。①标准品对照：即采用标准或典型药物作为对照，以提供对照标准，评价药效；②弱阳性对照：即采用疗效不理想的传统药物或老药作为对照，可代替安慰剂使用。

3. 自身对照组　即同一研究对象给予药物前后实验指标的变化，或者两种药物一前一后交叉处理后的实验结果对比。这种形式的对照可以有效消除个体差异对药物效应的影响。

4. 历史性对照　即与以往多次实验数据形成的历史性对照，可用于实验室质量控制和保证，应用较少。

(二) 随机原则

药理学实验研究中，样本的生物个体差异是导致实验误差的主要原因。随机原则能有效消除样本个体差异对观察结果的影响。所谓随机是指实验对象抽样或分组时使总体中任何一个个体都有同等的机会被选取进入样本，以及样本中任何一个个体都有同等机会被分配到任何一个实验组别中，随机方法有以下几种。

1. 单纯随机　即所有研究对象(患者或实验动物)完全按随机原则(通过抽签法或者随机数表法)进行分配。本方法虽然在主观上做到了随机，但并不能排除性别、年龄、病情等因素对实验结果的影响，因此在药理学实验中较少应用。

2. 分层随机　即将研究对象易控制、对实验结果影响较大的非处理因素(如性别、体重等)作为分层指标，人为地使各组在这些指标上达到一致，再按随机原则从各层中抽样出个体分配到各组。如先将同一批次的实验动物(种属、年龄等方面相同)按性别分为两大组，雌雄各半，每大组再按体重分组，再将每组中的实验对象随机分配到各处理组中，该方法在药理学实验中常用。

(三) 重复原则

重复是保证实验结果可靠的另一基本方法，是实验设计的另一基本原则。重复包括重现性和重复数两方面的含义。重现性是指实验结果能在相同条件下重现出来；重复数是指实验要有足够的重复实验数据。适当的实验重复，综合不同个体变异情况，使来自样本的统计结果反映总体的情况，统计推断才具有可靠的前提。在进行药理学实验设计时，需要确定的重要问题一方面是实验重复的质量,要尽量采用精密、准确的实验仪器和方法;另一方面则是该用多少实验动物或多大的样本量进行实验,以获得可靠的结果。样本数应根据过去的经验或预实验结果,以及对实验结论精确度的要求来考虑,按照统计学原理来测算样本数量。通常情况下,可按照下述方法选取样本的例数。小型实验动物(小鼠、大鼠、鱼、蛙)每组应 10~30 例,计量资料两组对比时,每组不少于 10 例,计数资料则每组不少于 30 例。中等体型实验动物(兔、豚鼠)每组应 8~12 例,计量资料每组不少于 6 例,计数资料每组不少于 20 例;大型实验动物(犬、猫、猴、羊)每组应 5~15 例,计量资料每组不少于 5 例,计数资料每组不少于 10 例。

三、药理学实验的内容与特点

本书将药理学实验教程内容进行了合理的布局和安排。内容主要包括药理学实验基础知识和基本技能、药理学总论实验、传出神经系统药物实验、中枢神经系统药物实验、内脏系统与血液系统药物实验、抗炎药物实验、化学治疗药物实验,视频文字并茂论述。旨在使学生掌握药理学实验的基本方法和基本技能,验证药理学中的重要基本理论,更牢固地掌握药理学的基本概念和基本知识。

药理学实验的特点是药理学实验采用的方法种类繁多,涉及的学科也非常广泛,细胞生物学、分子生物学、生理学、生物化学、形态学、物理学、化学和数学等方法广泛应用于药理学研究中。因此,药理学实验研究实际上是应用多种学科的技术和方法来解决药理学问题。此外,药理学实验一般以活体为对象,包括其正常功能、整体的动物和离体的器官或组织均在具有活性的前提下用于实验。因此,应小心、规范地操作,注意保护实验动物或标本于最佳活性状态。

(吕雄文)

第二节 药理学实验报告撰写

实验报告是在科学研究活动中人们为了检验某一科学理论或假设,客观地记录实验全过程和所观察到的结果,并对其进行讨论分析而形成的书面汇报。撰写实验报告是实验工作的重要环节和全面反映,有助于学生理解和掌握实验目的、原理、方法和技能,同时通过观察、记录、归纳分析实验现象和结果,初步培养和锻炼学生的科学思维能力、科研写作能力以及严谨求实的工作作风。因此,实验报告的撰写是一项重要的基本技能训练。

一、实验结果的整理与记录方法

在实验结束后,为了撰写一篇高质量的实验报告,必须首先对原始记录进行系统整理。在适当的情况下,可以通过制图和列表的形式呈现,进而更加清晰、准确、直观地反映实验数据和结果,提高实验报告的可读性和可信度。在实验所得的结果中,凡属于可以定量检测的资料,如长度、高度、速度、重量等指标,必须以恰当的单位和准确的数值进行定量表示,而不能简单地用笼统的语言进行描述。在可以记录曲线的实验项目中,如神经肌肉电活动记录、心肌、肠肌收缩曲线以及血压曲线等,应尽可能采用曲线图来表示实验结果。可截取给药前后曲线变化的部分,并在进行标注说明后,将其附在实验报告中。在此过程中,必须以绝对客观的态度进行裁剪工作,不论预期内的结果或者预期外的结果,均应一律留样。对于有些实验数据可用经过统计学处理的统计图或表格表示。绘制统计图时,可根据具体情况绘制折线图、柱形图等。一般以纵轴表示所发生的各种反应,横轴表示时间或各种药物处理条件。注意选择大小适宜的标度以便作图,坐标轴要适当注解,如标明观察指标、剂量和单位等,并在图下注明实验条件。绘制表格时可将观察的项目列在表内左侧,由上而下逐项填写,右侧顺序填写各项结果的数据,如各组动物在不同情况下的血液、体液电解质浓度,二氧化碳分压(partial pressure of carbon dioxide,PCO_2)、氧分压(partial pressure of oxygen,PO_2)等数据。此外,需要作统计学处理的实验数据,应按医学统计学中所规定的统计学方法进行处理,以保证对实验结果的客观评价。

二、实验报告的内容与写作

实验报告主要包含以下几部分内容。

1. 实验报告者及时间　注明姓名、学号、班级、组别、日期等。

2. 实验题目　体现了研究的主题或发现。可用实验教材上的题目,也可根据实验内容自己拟定。通常由处理因素、实验对象和实验效应组成。例如:"传出神经系统药物对麻醉兔血压的影响""氯丙嗪对大鼠体温调节的影响""普萘洛尔和奎尼丁对氯化钡诱发大鼠心律失常的预防作用"。

3. 实验目的　简要阐明实验所要求证的"假说"或观察的内容。

4. 材料与方法　简明扼要书写实验所用的材料与方法。实验动物应注明品系、体重、性别和数量;仪器设备应注明名称、规格型号、生产厂家;药品和试剂应注明名称、剂型、浓度和用量。实验方法不应照抄实验教材,可简要描述,或通过列表和绘制流程图的方式来呈现;与教材不同或改进之处,应详细说明。此外,如涉及数据的统计学处理和分析,应注明所采用的统计学方法。

5. 实验结果　此部分是实验报告中最重要的部分,是根据实验目的,将实验的原始记录进行系统化、条理化的整理、归纳和统计学处理得到的数据,不仅可以用文字描述,还可以用图形或表格的方式表示出来,并注意图表需标注图序和图题、表序和表题。为保证实验结果的真实性、客观性和完整性,要注意将实验中的每次观察都随时做好原始记录,填写实验报告,不可单凭记忆,否则容易发生错误和遗漏。如因操作失误或实验动物发生意外未能完成所需观察的实验结果,应在实验报告中如实说明。

6. 讨论　是实验报告的核心部分,应结合实验结果进行,并力求简明扼要。此部分内容应具有一定的创新性,不应盲目抄袭书本上的内容或抄袭别人的报告。主要内容可包括:①根据实验结果回答本次实验目的提出的科学问题;②结合理论知识,围绕自己的实验结果进行解释和推理分析,注意不要用本次实验条件所限无法看到或无法推论的书本理论进行分析解释,在本次实验中未能得到充分证据的理论分析不写入讨论;③提出可供深入研究的科学问题,或本实验存在的局限性及其改进建议;④当结果与所学理论不符合时,如实写入实验报告中,分析可能的原因,总结经验教训;同时可借鉴参考其他实验组或其他班级的实验结果进行分析。

7. 结论　与实验目的相呼应,以实验结果为依据,简明、准确、客观地归纳出结论或推论。由于结论和讨论部分常有重叠,此部分也可与讨论合并书写。

8. 参考文献　在实验报告中凡引用了文献资料中的方法、数据、结论等,均应列出相应的参考文献。此部分一般包括作者、题目、出版物名称、出版年份、页码等信息。

实验报告要求结构完整、层次清晰、文字简练、图表规范,且推理严谨。书写字迹清楚、工整。以下为实验报告的一般格式。

XX 大学实验报告

姓名:_____ 学号:_____ 学院:_____ 专业:_____ 年级:_____

组别:_____ 实验日期:_____ 指导教师:_____

实验题目:
实验目的:
材料与方法:
实验结果:
讨论:
结论:

（范彦英）

第三节 药理学实验室规章制度及安全常识

一、实验室安全管理制度

实验室是进行药理学实验的主要场所,保证实验及实验室安全是正常教学的重要环节。实验人员需高度重视实验及实验室的安全,严格遵守国家、学校有关实验室安全法规、条例、制度,做到安全第一,预防为主。

1. 实验室教师为相应实验室安全第一责任人,须严格遵守实验室管理单位有关安全管理规定,并结合本单位实际情况制订实验室安全管理细则。

2. 实验教师需加强业务学习,提高业务素质。学生进入实验室时,教师必须对学生进行实验和实验室安全教育,并监督、指导学生按照实验操作要求进行规范操作,提高学生的安全意识,减少可能发生的实验室安全问题。

3. 实验教师应对实验人员进行"防火、防电、防盗、防破坏"等四防安全教育,应具备消防安全意识和应急处置能力。

4. 实验教师须向实验人员讲授仪器、设备的性能及操作方法和安全事项。参加实验人员须听从教师讲解本实验所用仪器设备的性能、操作规程等,实验时认真执行规范操作,对违章操作应及时纠正。实验中实验人员要认真检查仪器设备运转情况,使用完毕应使其恢复安全的非工作状态下,经实验教师检查无误,方可离开实验室。

5. 使用试剂时,必须仔细阅读使用说明,按正确方法使用。所有药品、样品必须贴有醒目的标签,注明名称、浓度、配制时间以及有效日期等,标签字迹要清楚。

6. 实验动物的使用和研究中坚持"减少(reduction)、替代(replacement)、优化(refinement)"的 3R 原则,要善待活体动物,减少痛苦和死亡率。

7. 实验人员在实验过程中,要注意保持室内卫生及良好的实验习惯。实验结束后,必须及时做好清洁整理工作。所有实验所产生的废物应及时放入废物箱内,并及时处理,清理好现场。

二、实验室学生守则

1. 遵守实验室守则,不迟到,不早退。因故缺席或早退应向指导教师请假并得到批准。尊师重教,听从教师指导。遵守课堂纪律,实验过程中应严肃认真,不得进行与实验活动无关的活动。

2. 实验人员必须先熟悉仪器使用要点后才能使用。发现仪器损坏或失灵,应及时报告指导教师修理或更换。

3. 实验中要爱护公物,节约试剂与药品,精心操作。公用器材和试剂用毕后及时放回原处。实验设备、器材、药品、试剂、实验动物等不得擅自带离实验室。

4. 爱护实验动物,操作实验动物要轻柔,符合规范,不进行与本次实验无关的操作。实验结束后正确处死实验动物。实验过程中出现其他问题,应及时向指导教师请示、报告。

5. 实验结束后,将本组实验台、实验器材收拾干净,摆放整齐,并将实验动物尸体及污物投放指定处。实验室卫生由各实验组轮流打扫,保持整洁,离开时关闭水、电、气,关好门窗。

6. 整理实验记录和结果,进行分析讨论。认真撰写实验报告,做到文字通顺、精练,书写清楚,客观地填写和叙述实验结果与分析,按时上交实验报告,由指导教师评阅。

三、实验室安全常识及注意事项

1. 实验人员进入实验室要熟悉实验室及周围环境。离开实验室时,应检查水、电、设备等情况,关闭门、窗、水、电等。

2. 实验人员进入实验室,必须穿着实验服。实验时,需注意自身防护,佩戴手套、手术帽、口罩等防护用品。严禁赤膊或穿背心、短裤、拖鞋进入实验区。

3. 使用实验仪器设备时,要按照说明书进行操作,防止错误操作导致的设备、器材损坏。电器插座请勿接太多插头,以免电荷负荷不了,引起电器火灾。使用酒精灯等时,要密切注意,按规程操作。发现仪器设备工作异常等情况,要立即停止实验,及时报告教师处理。

4. 实验药品使用须遵循药品取用流程,注意节约药品,已经变质、污染或失效的试液不能随意倒入下水道,且应重新配制;有毒有害废弃试剂、药品须按有关规定无害化处理;配制试剂须使用标准容器并张贴标签,禁止使用矿泉水瓶等容器盛装试剂。严格执行毒麻药品管理制度,建立详细的使用登记。药物溅到皮肤须及时用清水或相关药品清洗。

5. 做动物实验时实验人员应做好自身防护,规范地进行实验操作。发生动物抓伤、咬伤时,要及时报告教师,按照实验室突发事件应急处理预案等进行有效处理。

6. 严格执行实验动物领用与收回制度,特别是注射过毒麻药品或试剂的实验动物或动物尸体应做无害化处理。

7. 保持实验台整洁,所有不需要的试剂、器材保存好。实验结束后,由值日生打扫实验室,保持环境卫生。任何垃圾、碎片不可随意丢弃,以防导致人员摔倒等事故。

8. 实验中产生的碎玻璃、针头、刀片等锐器存放在收集箱和利器盒中,不得丢弃在生活垃圾中。

9. 严禁在实验室内吸烟和饮食,禁止嚼口香糖、化妆等。严禁戴实验手套触摸公共部位(如门把手、电梯按钮等)。

10. 严禁在实验室跑跳、喧哗打闹。严禁玩手机。实验时不得随意走动,要密切注意实验进展情况。

11. 实验进行中至少有 2 人在实验室内,确保紧急情况时可互相帮助。

12. 实验中如果发生安全事故,或发现任何不安全的情况,须及时汇报给实验室安全负责人。

实验室安全常识及注意事项(视频 1.1)

（张　勇）

第二章　药理学实验基本技能

第一节　药理学实验常用动物操作技术

一、实验动物的捉拿与固定

实验动物操作技术是进行动物实验必须掌握的基本功。正确地捉拿、固定实验动物，是为了不损害实验动物健康，不影响观察指标，并防止被实验动物咬伤，保证实验顺利进行。捉拿、固定的方法依实验内容和实验动物种类而定。捉拿、固定实验动物前，必须对各种实验动物的一般习性有所了解，原则是既保证实验人员的安全，同时还应防止实验动物意外性损伤。捉拿、固定时既要小心仔细，禁止对实验动物采取粗暴动作，又要大胆敏捷，达到既正确捉拿、固定实验动物又不对实验动物造成损害的目的。在捉拿、固定时，首先应慢慢友好地接近实验动物，并注意观察其表情，让实验动物有一个适应过程。捉拿的动作力求准确、迅速、熟练，力求在实验动物感到不安之前捉拿好实验动物。

(一) 蛙、蟾蜍的捉拿与固定

捣毁蛙、蟾蜍的脑和脊髓时，可用左手握持蛙或蟾蜍，以中指和无名指夹住左前肢，右手将下肢拉直，以小指屈曲夹住下肢，拇指向前推脊柱，示指向下压鼻部，右手进行操作。

淋巴囊注射时，可左手握持蛙或蟾蜍，示指和中指夹住左前肢，拇指压住右前肢；右手将双下肢拉直，左手无名指及小指将其压住并固定。

蟾蜍头部两侧耳根附近大疣粒(耳后腺)和背部的大小疣粒(皮肤腺)分泌的白色乳浆，经加工之后就能制作成蟾酥，捉拿蟾蜍时勿碰压耳旁的毒腺，提防毒液射入眼中。一旦毒液进眼，可使眼角膜充血、水肿、视力模糊。因此需就近立即用清水冲洗，然后到医院就诊。为减少毒液影响，也可先在蟾蜍体部包一层湿布，再进行抓取操作。

需要长时间固定时，可将蛙或蟾蜍捣毁脑和脊髓后，用固定钉将四肢固定在蛙板上。

(二) 小鼠的捉拿与固定

小鼠温顺，一般不会咬人，行动比大鼠敏捷，行走时尾部呈水平伸直，以手指捏住小鼠尾根至尾中段的部位即可将小鼠提起。当小鼠贴壁行走时尾部紧贴饲养笼内壁，不易抓到鼠尾，可使用头部裹有橡皮的镊子夹住鼠尾根部(靠近肛门)，对于极具攻击性的小鼠也可采用此法。采用抓鼠尾的方式时，切忌抓尾尖或长时间倒提小鼠。小鼠离笼后可置于鼠笼或实验台上，右手持鼠尾轻轻向后拉，在其向前爬行时，用左手拇指和示指抓住小鼠的两耳和颈部皮肤，将鼠体置于左手手心中，右手拉直后肢，以左手无名指按住鼠尾，小指按住后腿即可。有经验者直接用左手小指钩起鼠尾，迅速以拇指和示指、中指捏住其耳后颈背部皮肤亦可。

8

　　小鼠单手固定后,可进行灌胃,皮下、肌内和腹腔注射等实验操作(图 2-1)。此外,如需解剖手术和心脏采血等,应使小鼠先取仰卧位(必要时先行麻醉),再用固定针将鼠四肢依次固定在鼠板上。尾静脉注射时,可用小鼠固定器进行操作。

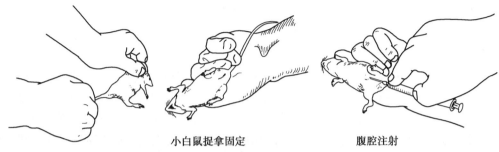

小白鼠捉拿固定　　　　　　　　　　腹腔注射

图 2-1　小鼠的捉拿固定与腹腔注射方法

(三) 大鼠的捉拿与固定

　　捉取体重小于 200g 的大鼠时,可抓握大鼠尾根将其提起,抓住其颈背部的皮肤也可轻松将大鼠提起。但捉取体重大于 200g 的大鼠时,宜一手抓颈背部皮肤,一手抓鼠尾,以免局部受力过重。仅抓尾部时如大鼠剧烈挣扎,其尾部皮肤极易撕脱。若操作者不熟练,或捉取性情暴躁的大鼠,应戴厚壁或硬质防护手套,但一般无须使用,因防护手套粗糙生硬使大鼠紧张,而手部的温度和柔软感觉有利于安抚大鼠的情绪。捉拿大鼠尽量不用突然猛抓的办法,特别不能捉提尾尖,也不能让大鼠悬在空中时间过长,否则易激怒大鼠,或致尾部皮肤脱落。

　　大鼠徒手捉拿、固定方法与小鼠类似:将大鼠置于实验台,右手持鼠尾向后牵引,以左手示指和中指夹住颈部,拇指在右前肢腋下,其余两指及掌心握住大鼠身体中端,并将其保持仰卧位,之后调整左手拇指位置,紧抵在下颌骨上,但不可过紧,否则会造成窒息。右手可进行灌胃、腹腔注射、肌内和皮下注射等实验操作。夹其颈部勿用力过大,以免引起窒息(图 2-2)。也可用厚布盖住鼠身做防护,握住其整个身体,待牢固固定头部后再提起大鼠进行下一步操作。

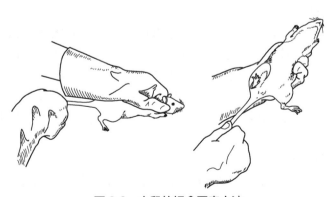

图 2-2　大鼠的捉拿固定方法

　　麻醉的大鼠可仰卧位固定于鼠板上,四肢用棉线或固定绳牢固固定。为避免大鼠苏醒时咬伤人和便于颈、头部实验操作,应用棉线将大鼠两上门齿固定于鼠板头端。

　　大鼠尾静脉注射或采血时,其固定方法与小鼠相同,应注意选择合适的大鼠固定器。

（四）豚鼠的捉拿与固定

豚鼠性情温和,胆小易惊,一般不易伤人。在抓取时应避免其受到强烈刺激和惊吓,宜稳、准、迅速。一般抓取方法是先用手掌迅速扣住豚鼠背部,抓住其肩胛上方,以拇指和示指环握颈部,另一只手托住臀部。如若实验中频繁挣扎,此方法不适宜,因为操作者的拇指、示指会越抓越紧而引起豚鼠窒息。可用纱布将豚鼠头部轻轻盖住,操作人员轻轻扶住其背部或者让其头部钻到实验人员的臂下,然后进行实验操作。固定的方式基本同大鼠。

（五）家兔的捉拿与固定

兔较温顺,但其爪较尖利,应防止被其抓伤。从笼中捉取家兔时动作需轻柔,勿使其受惊,用手从头前拦阻其跑动,捉拿时一手从兔头前部将一对兔耳轻压于手掌内,使兔卧伏不动,用另一手抓住颈背部的被毛和皮肤,再将压住兔耳的手换到兔的腹部将其托起(图 2-3)。或一手抓着兔颈背部的被毛和皮肤,另一手托住兔的臀部,使兔的全身重量落到托住臀部的手上,尽量使兔保持舒适、放松的状态。

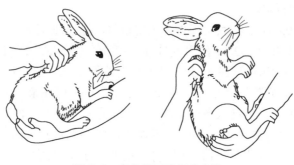

图 2-3   家兔的正确捉拿方法

兔一般不咬人,但其爪锐利,当挣扎时,极易抓伤操作人员,故应防避其四肢的活动。另外,不能只提兔双耳或双后腿,也不能仅抓腰,提背部皮毛,以避免造成耳、肾、颈椎的损伤或皮下出血。如抓取手法不当,动作过激可导致兔受惊吓,产生强烈挣扎和长时间处于激动状态,发生大脑皮质细胞兴奋阈值增加、肾上腺素释放、大脑中枢电位频率增高、大脑皮质运动区过度兴奋等现象,导致麻醉效果不佳。

家兔的固定方法可根据实验需要而定。如做兔耳缘静脉注射时,可用兔盒固定;如要做腹腔注射、手术及测血压等实验时需将家兔固定在兔手术台上,绑缚兔四肢时,应将粗棉带打成活结,不能系死结,以免在紧急情况下迅速松绑困难,造成动物四肢骨折或其他部位的损伤。固定前肢棉带应系在腕关节以上,后肢应系在踝关节以上,先对称固定后肢,然后采取背位交叉法固定前肢,最后用棉绳一端打活结套扣住家兔两只门齿,棉绳另一端固定在兔手术台头端立柱上。

（六）犬的捉拿与固定

实验动物的捉拿与固定(视频 2.1)

未经训练和调教的犬性情凶恶,为防止犬咬,应对其头部进行固定。捉拿犬时可使用长柄铁钳固定住犬的颈部,或用长柄铁钩钩住颈部的项圈以控制住犬。注意不要夹伤嘴或其他部位。采用专用的犬口罩或束带束缚犬嘴。使用金属网、皮革或棉麻等制成的犬口罩时,应将其附带打结于耳后颈部以防止脱落;采用束带束缚犬嘴时,选用 1m 左右或长度合适的束带,先兜住犬的下颌,绕到上颌打一个结,再绕回下颌打第二个结,然后引至头后颈项部打第三个结,并系上第四个结(活结)以便打开。

麻醉后用绷带捆住犬的四肢,固定在实验台上。头部用犬头固定器固定好后,就可解去嘴上的绷带,以方便犬呼吸和实验人员观察。此时可以进行实验操作。

二、实验动物的编号

药理实验中常用多只实验动物同时进行实验,为了分组和辨别的方便,常需事先为实验动物进行编号。实验动物编号的目的在于将观察范围内的同种实验动物进行区别,以便于观察。一般编号应具有清晰易辨、简便耐久、适用、无明显损伤、无毒的特点。常用的方法有染色标记法、穿耳打孔法和号牌法等,可根据实验目的、实验动物种类和具备的条件选用。

1. 染料标记法　该法是实验室最常用的、最为方便的标记方法。常用染料有红色染料,5%中性红或品红溶液;黄色染料,3%~5%苦味酸溶液等。

小鼠、大鼠及白色家兔等可用黄色苦味酸溶液于实验动物不同部位涂上斑点(色)进行编号。动物的染色编号原则是先左后右、先上后下。例如在小鼠,左前肢皮肤外侧涂色标记为1号,腹部左外侧皮肤涂色标记为2号,左后肢皮肤外侧涂色标记为3号,头部皮肤涂色标记为4号,背部正中皮肤标记为5号,尾巴根部标记为6号,右前肢为7号,腹部右外侧为8号,右后肢为9号,第10号不涂黄色。如动物编号较多可在动物两个部位分别涂色,例如双前肢为11号,双后肢为12号,左前右后肢为13号等,反复交错,增加涂色数。大鼠、豚鼠的编号与小白鼠相同。

2. 穿耳打孔法　用专门的打孔器在动物耳朵的不同部位打孔或缺口来表示一定号码。此法是小鼠、大鼠常用的标记方法之一,该法维持时间长。

3. 号牌法　犬、猴等大动物的编号可将号码烙压在圆形或方形金属牌(常用铝板或不锈钢制作)上。实验前将之固定于动物的颈圈或耳上。

实验动物的编号(视频 2.2)

4. 剃毛、剪毛法　剪毛前应适度固定动物,剪刀贴紧皮肤剪毛,不可用手提起背毛,以免剪破皮肤,该法适用有色动物或大动物的短时标记。

三、实验动物的给药

(一)经口给药

在药理学研究中,一般多为急性实验,经口给药有口服(per os,p.o.)和灌胃(intragastric,i.g.)两种方法,适用于小鼠、大鼠、豚鼠、兔等实验动物。口服法是将药物混入饲料或者溶于饮水中使实验动物主动摄入,但为保证实验中给药剂量准确,多采用灌胃法,灌服溶液或混悬液均可,该法只需保证药物均匀稳定,可反复给药。在各种给药方式中,口服给药是最安全的。

1. 小鼠　灌胃前应禁食4~8小时,避免太多胃内容物阻碍灌胃给药,影响药物吸收速率。根据小鼠体重计算好给药量,灌胃针和2ml注射器安装好,吸取药品放在一旁备用。灌胃针一般为不锈钢材质,顶部为滴水状圆针头,针头坚硬耐磨,光滑无糙,防止对动物进行灌胃时划伤食管。操作者以左手捉拿小鼠,使其腹部朝上,右手持灌胃针从鼠口角处插入口腔,向后轻压其头部,使口腔与食管成直线后,避开牙齿,经舌面紧沿上颚徐徐插入食管下段,动作轻柔避免损伤食管(图2-4)。如遇阻力,可轻微上下滑动,待小鼠吞咽时贲门肌肉松弛,感觉阻力消失有落空感,缓慢推进灌胃针。一般当针插入小鼠口腔3~4cm,约灌胃针3/4

时,回抽注射器无空气逆流表明针头已进入胃内,即可注入灌胃溶液。单次给药容积为 0.1~0.3ml/10g 体重,单次最大给液量为 1ml。如动物挣扎强烈、呼吸困难或进针阻力很大,应马上停止进针,将针拔出,待动物恢复平静后再次尝试。灌胃完毕松开小鼠观察如无呼吸异常,可确定灌胃成功。

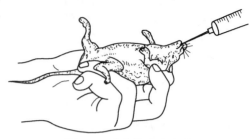

图 2-4   小鼠的灌胃方法

2. 大鼠   灌胃操作基本上和小鼠相同,只是灌胃针可由 5ml 注射器连接直径为 1.2mm 的灌胃针构成。单次注入最大液体量为 4ml。

3. 豚鼠   给予固体药物时,可将豚鼠于鼠笼上固定,左手从背部固定住豚鼠头颈部,拇指和示指压迫其口角使其张口,用镊子夹住固体药物迅速放于豚鼠舌根部的凹处,使动物闭口而咽下。灌胃方法同大、小鼠。

4. 家兔   固体药物同豚鼠。液态药物如溶液、混悬剂等,需两人合作,操作人员甲取坐位,将兔身体夹在两腿之间,左手抓住双耳,使头部固定,右手抓住双前肢,同时乙将开口器横放于兔口中,压在舌头上面。开口器通常采用有机玻璃、橡胶或者不锈钢等材料制作,具有安全无毒、耐磨损的特点。开口器外部呈平滑的流线形,无锋利边缘,不易对家兔口腔、舌头、牙齿造成损伤。开口器中间有圆孔,用以插入灌胃管。将合适的灌胃管(常用导尿管代替)自开口器中央小孔插入,沿着兔口腔上颚壁送入食管约 15cm。为避免误入气管,可将导尿管的外口端放入水杯中,如无气泡出现则表示已插入胃中,随后注入灌胃液,并以少量清水冲洗导尿管。给液量一般为 10ml/kg。

(二) 注射给药法

1. 皮下注射(subcutaneous injection, s.c.)   一般需两人合作,一人负责固定实验动物,一人以左手拇指和示指提起皮肤,右手持有 $5\frac{1}{2}$ 号针头的注射器刺入皮下注射。将针头左右轻轻摆动,如容易摆动则表明已经刺入皮下,可注射药物。拔针时可用手指轻压注射部位,防止药液外漏。小鼠通常选择背部皮下给药,给药体积为 0.1~0.3ml/10g 体重,其中雄性实验动物皮肤紧密,皮内注射时难度较雌性实验动物大,因此通常选用雌性实验动物进行实验。大鼠可在背部或后肢体外侧皮下给药,给药体积为 1ml/100g 体重;豚鼠宜选用后两肢体内侧,背部、肩部等皮下脂肪较少的部位;兔选择背部或耳根部。注射针头可稍大,给药量最大可达 0.5ml/ 只。

2. 皮内注射(intradermal injection, i.d.)   将需注射的部位局部脱去被毛,消毒后用左手拇指和示指按住皮肤使之绷紧,在两指之间,用结核菌素注射器(0.25~1ml)连 $4\frac{1}{2}$ 号针头,紧贴皮肤表层刺入皮内,然后使针头向上挑起再稍刺入注射即可,可见皮肤表面鼓起一白色小皮丘。

3. 肌内注射(intramuscular injection, i.m.)   肌内注射首选肌肉发达、无大血管通过的部位,一般多选臀部。小鼠、大鼠、豚鼠因肌肉较少,通常不做肌内注射;如需注射,用左手抓住鼠双耳和头部皮肤,右手持有 $5\frac{1}{2}$ 号针头的注射器,垂直迅速刺入后腿上部外侧肌肉内,回抽无回血,即可注入药液,小鼠注射量每只腿不超过 0.5ml,大鼠、豚鼠注射量可稍微多。兔、猫、犬可选择两侧臀部肌肉。在动物固定后,将注射器在骨骼肌呈 60° 角一次刺入后注射。注射完毕后,可用手轻轻按摩注射部位,促使药物扩散,有利于药物吸收。

4. 腹腔注射(peritoneal injection, i.p.)   用大、小鼠实验时,如前法抓取实验动物,使腹部向上,头呈低位使内脏移向上腹。右手将注射器针头于左下腹部刺入皮肤,针头前推 0.3~0.5cm,并以 45° 角穿过腹肌,避开膀胱,当有落空感即进入腹腔,回抽无肠液、尿液、血液、气泡等,可缓慢注入药液。小鼠一次可注射 0.1~0.2ml/10g 体重,大鼠一次可注射 1~2ml/100g 体重。若实验动物为兔、犬时,注射部位为腹白线旁开 1cm 处为宜。

5. 静脉注射(intravenous injection,i.v.) 小鼠和大鼠一般采用尾静脉注射。注射时先根据动物大小选择好合适的固定器,并打开鼠筒盖,手提鼠尾让鼠头对准鼠筒口并送入筒内,调节鼠筒长短合适后,露出鼠尾,固定筒盖即可进行尾静脉注射或采血等操作。也可将鼠扣在大烧杯中,使鼠尾露出。大鼠尾部皮肤呈鳞片状角质化,需先用酒精棉球擦拭,使血管扩张,并可使表皮角质软化。鼠尾静脉有三根,左右两侧及背侧各一根,左右静脉多采用;背侧一根的位置容易移动,不易固定。以左手拇指和示指捏住鼠尾两侧,使静脉充盈,用中指托尾,无名指和小指夹住尾梢,右手持针$\left(4\frac{1}{2}\right)$使针头与尾静脉平行(小于 30°),从约距尾尖 2~3cm 处进针。先缓慢注射少量药液,如无阻力且见液体沿静脉走向流动,说明已刺入静脉,可继续注入完毕。若推药有阻力或针尖处出现白色隆起皮丘,则说明未刺入血管,需拔针、止血,向尾根部移动再次注射。注射完毕后,将尾向注射侧弯曲以止血。一般推药的速度缓慢、均匀,以避免小鼠血容量迅速上升引起充血性心力衰竭。小鼠一次可注射 0.1ml/10g 体重。大鼠经麻醉后可进行舌下静脉注射。大鼠舌下静脉粗大,麻醉固定好后将舌拉出,找到舌下静脉即可注射。此外还可麻醉后切开皮肤,于股静脉或颈外静脉进行注射。

兔一般采用耳缘静脉注射,耳缘静脉位于耳背面外侧缘。首先拔去注射部位的被毛,用手指弹动或轻揉兔耳,也可用酒精棉球擦拭,使静脉充盈,左手示指和中指夹住静脉近端,拇指绷紧静脉远端,无名指及小指垫在下面,右手持 6 号针头从远端刺入,当回抽有血或者阻力小时,将药液注入,拔出针头,压迫针眼片刻即可(图 2-5)。如若穿刺后推注阻力大,局部组织苍白,则穿刺失败,需拔针、止血,向近心端前移一段重新尝试。

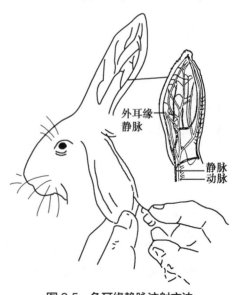

外耳缘静脉
静脉
动脉

图 2-5 兔耳缘静脉注射方法

6. 淋巴囊注射(lymph sac injection) 蛙和蟾蜍皮下有数个淋巴囊,注入药物很易吸收。①胸部淋巴囊给药,将 $5\frac{1}{2}$ 号针头由口腔底部穿过下颌肌层达胸部皮下淋巴囊内注射;②腹部淋巴囊给药,将针头从大腿上端刺入,经大腿肌层入腹壁肌层,再浅出进入腹壁皮下淋巴囊内即可注射。每只实验蛙和蟾蜍一次注射量为 0.25~1ml。

7. 皮肤给药 为了鉴定药物或毒物经皮肤的吸收作用、局部作用、致敏作用和光感作用等,均需要采用经皮肤给药方法。如家兔和豚鼠常在背部一定面积的皮肤脱毛后,将一定的药液涂在皮肤上,药液可经皮肤吸收。

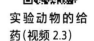

实验动物的给药(视频 2.3)

四、实验动物的麻醉

在精细的或可引起疼痛的动物实验和手术实验中,为减少实验动物的挣扎和保持其安静便于操作,常对实验动物采用必要的麻醉。由于动物种属间的差异等情况,所采用的麻醉方法和选用的麻醉剂亦有不同。麻醉(anesthesia)可分为全身麻醉和局部麻醉两大类。全身麻醉又可分为吸入麻醉和注射麻醉两种,其中以注射麻醉较为常用。动物麻醉方法主要根据实验目的、实验动物的种类、体重以及实验的时长来进行选择。

(一) 麻醉药物的选择

注射麻醉常以巴比妥和氨基甲酸乙酯(乌拉坦)应用较多,此外还常用氯醛糖和氯醛糖乌拉坦合剂。注射麻醉多采用静脉注射和腹腔注射给药。腹腔注射麻醉虽简便易行,但麻醉作用发生缓慢且兴奋现象明显,麻醉程度也不易控制。静脉注射麻醉作用发生快,而且没有明显的兴奋期,麻醉立刻生效。静脉麻醉的原则是宁浅勿深,操作时,应先缓慢注射麻醉药总量的 2/3 左右,剩余药物边注射边观察,判断实验动物麻醉的深浅,如观察瞳孔缩小程度达到原有的 1/4,有肌肉松弛、呼吸缓慢及角膜反射迟钝等反应,表明麻醉药物已经足量。如实验动物尚未完全麻醉,还可间隔 5 分钟再次补充麻醉药物以达到满意的麻醉深度。常用实验麻醉药物的用法及剂量见表 2-1。这些麻醉药物使用方便,一次给药可维持较长的麻醉时间,麻醉过程较平衡,实验动物无明显挣扎现象,但缺点是实验动物苏醒较慢。

表 2-1　常用实验麻醉药物的用法及剂量

药物(常用浓度)	实验动物	给药途径	剂量 / (mg·kg^{-1})	持续时间
戊巴比妥钠 pentobarbital sodium(1%~5%)	兔、猫、犬	i.v.、i.p.、s.c	30、40~50、50	2~4h,中途加 1/5 量,可维持 1h 以上。麻醉力强,易抑制呼吸,对心血管系统也有复杂影响
	大鼠、小鼠豚鼠	i.p.	45	
硫喷妥钠 pentothal sodium(5%)	兔、大鼠	i.p.、i.v.	30~50	15~30min,麻醉力强,易抑制呼吸。需缓慢注射,适合短程实验
	小鼠	i.p.	15~20	
	猫、犬	i.p.、i.v.	20~30	
乌拉坦 urethane (20%)	蛙	淋巴囊注射	0.1ml/100g	2~4h,对呼吸和神经反射影响小,但可降低血压。注射体积好控制
	大鼠、小鼠	i.p.、i.v.	750~1 000	
	兔、猫	i.p.、i.v.	900~1 000	
氯醛糖 choralose (2%)	大鼠	i.p.、i.v.	50	3~4h,诱导期不明显,肌肉松弛不全
	兔、猫	i.p.、i.v.	80~100	

吸入麻醉的用药通常为乙醚(ether)、三氯甲烷(trichloromethane)等。乙醚适用于各种实验动物,其麻醉量和致死量差距较大,故安全范围广,实验动物麻醉深度容易掌握。可吸附在棉球上放入玻璃罩内,利用其挥发性经呼吸道进入肺泡,对实验动物进行麻醉。适用于短时间手术过程和实验麻醉的各种实验动物。麻醉后撤去乙醚棉球,则实验动物苏醒较快。但对局部刺激作用大,可引起上呼吸道黏膜液体分泌增多,通过神经反射影响呼吸、血压、心跳,并容易引起窒息,麻醉前注射阿托品 0.1~0.3mg/kg 可避免。故采用吸入性麻醉时需随时查看实验动物麻醉情况,防止麻醉过深。操作者也需注意乙醚对气道的刺激性,需佩戴防护用具;另外乙醚化学性质不稳定,暴露于空气中,遇光或受热即变质,生成过氧化物或乙醛,刺激性更强且毒性增加,而且易燃易爆,应尽量采用面罩或干燥器进行麻醉操作。

常用的局部麻醉药如普鲁卡因,因其药毒性小、见效快,常用于局部浸润麻醉,用时配成

0.5%~1% 溶液；利多卡因见效快，组织穿透性好，常用 1%~2% 溶液作为大型实验动物神经干阻滞麻醉，也可用 0.25%~0.5% 溶液作局部浸润麻醉。

（二）常见的动物麻醉方法

1. 静脉麻醉 家兔一般采用耳缘静脉注射麻醉，首先拔去耳缘静脉注射部位的被毛，用手指弹动或轻揉兔耳，使静脉充盈，左手示指和中指夹住静脉近端，拇指绷紧静脉远端，无名指及小指垫在下面，右手持 6 号针头从远端刺入，将 20% 乌拉坦（5ml/kg）缓慢注入，拔出针头，压迫针眼片刻即可。静脉麻醉如采用戊巴比妥钠时宜先快后慢，戊巴比妥钠注射初期对实验动物有兴奋作用，因此前半量快速推注使其度过兴奋期，在给药时随时观察实验动物的呼吸变化，如呼吸变深慢，疼痛反应消失，可停止给药。如采用乌拉坦麻醉要缓慢推注，可先用麻醉药物总量的 2/3，密切观察实验动物生命体征变化，若已达到预计麻醉深度则剩余药液可暂不推注。

2. 腹腔麻醉 小鼠、大鼠等实验动物常用腹腔注射麻醉。可选用麻醉药物包括戊巴比妥、水合氯醛等。左手固定动物，使腹部向上，头呈低位使内脏移向上腹。右手将注射器针头于左下腹部刺入皮肤。并以 45° 角穿过腹肌，缓慢注入药液。小鼠一次可注射 0.1~0.2ml/10g 体重，大鼠一次腹腔注射不超过 2ml 为宜。

3. 吸入麻醉 在某些实验中，可选用乙醚吸入麻醉方法。可将滴有乙醚的棉团放入钟罩或倒扣的烧杯中，将小鼠或大鼠放入，待其吸入乙醚约 4~6 分钟即可麻醉，应迅速拿出进行实验，并准备一个蘸有乙醚的棉球小烧杯，在实验动物麻醉变浅时套在鼻上进行补充麻醉。必须注意的是，乙醚燃点很低，极易燃烧爆炸，使用场合不可有开放火焰或电火花。

4. 局部麻醉 常用 1%~2% 盐酸普鲁卡因溶液在实验动物手术术野皮下浸润麻醉，注射量按所需要的麻醉范围而定。眼、鼻、咽喉黏膜表面麻醉可用 2% 盐酸利多卡因。

（三）麻醉异常情况急救

药理学实验常需在实验动物麻醉状态下检测各种指标，不同的实验动物个体对麻醉药的耐受性是不同的。因此，在麻醉过程中必须密切注意实验动物的状态。最易观察到的是呼吸频率，如果实验动物出现慢而不规则的呼吸，说明麻醉已过量，需给予小剂量的尼可刹米（可拉明）2~5mg/kg。实验动物出现呼吸停止但仍有心跳时，说明麻醉过深，此时首要的处理措施是立刻进行人工呼吸（用手抓握实验动物胸腹部，使其呼气，之后迅速放开，使其吸气，频率每秒 1 次），给予苏醒剂咖啡因 1mg/kg、尼可刹米 2~5mg/kg、洛贝林（山梗菜碱）0.3~1.0mg/kg 进行处理。心跳停止时应进行心脏按压，注射温热生理盐水和肾上腺素，或心内注射 1∶1 000 肾上腺素 1ml。麻醉药物溶液配制浓度适中，浓度过高容易导致麻醉过急，浓度过低则增加注射体积。麻醉时需要注意保温，由于麻醉时实验动物体温调节功能受到抑制，出现体温下降，冬季环境温度较低时更易出现，可影响实验的准确率。此时，应采用加热装置加温，或用热水袋保温，以维持实验动物体温正常。

麻醉过浅实验动物会出现挣扎、尖叫等表现，需要及时追加剂量，但一次不宜超过总量的 1/3，并密切观察实验动物是否已达到麻醉的基本状态。当实验动物实际用量已超过理论计算总量，而实验动物仍无法进入最佳的麻醉状态，且影响手术操作时，可慎重追加麻醉药物，但不能以快速给药的方式由静脉途径补充麻醉药物，此时选择腹腔注射或肌内注射的方式更为妥当。

手术过程中不慎损伤血管可导致大出血，应尽快用纱布压迫出血部位，并因此吸去创面血液，然后逐渐去除纱布，看清出血部位，用止血钳夹住出血的血管及周围少量组织，然后用丝线结扎出血点。因此,手术前一定要熟悉手术部位的解剖结构,以防误伤大血管,并且分离血管时要耐心、仔细,若分离血管遇到阻力时应仔细检查有无血管分支,特别是手术视野背侧的分支,分离伴行的动、静脉时,最好用顶端圆滑的玻璃分针。若是因血管插管结扎不紧所致的出血,应重新结扎;若是因插管滑脱所致的出血,应用动脉夹夹闭血管,重新插管;若是因插管刺破血管壁所致的出血,应在破口近心端重新分离一段血管,然后再重新插管。若出血过多致血压下降,可静脉注入温热生理盐水,使血压恢复或接近正常水平。

实验动物的麻醉(视频 2.4)

如实验动物出现呼吸道阻塞,可表现为呼吸困难,耳或唇发绀等。应立即将实验动物的舌头向一侧拉出,多可缓解。必要时立即剪开气管。如果已插入气管插管,可能因插管斜面贴于气管壁造成气道阻塞,将插管旋转 180° 即可缓解;如因分泌物过多阻塞气道,此时常伴有痰鸣音,可用注射器抽出分泌物,必要时拔出插管,用裹紧的小棉签轻轻擦去分泌物,再重新插入。

五、实验动物的取血

实验研究中,经常要采集实验动物的血液进行常规检查或某些生物化学分析,故必须掌握血液的正确采集、分离和保存的操作技术。

采血方法的选择,主要取决于实验目的、所需血量以及实验动物种类。凡用血量较少的检验如红、白细胞计数,血红蛋白的测定,血液涂片以及酶活性微量分析法等,可刺破组织取毛细血管的血。当需血量较多时可作静脉采血。静脉采血时,若需反复多次,应自远离心脏端开始,以免发生栓塞而影响整条静脉。研究毒物对肺功能的影响、血液酸碱平衡、水盐代谢紊乱,需要比较动脉血氧分压、二氧化碳分压和血液 pH 以及 K^+、Na^+、Cl^- 离子浓度,必须采取动脉血液。

采血时要注意:①采血场所有充足的光线,室温夏季最好保持在 25~28℃,冬季以 15~20℃为宜;②采血用具与采用部位一般需要进行消毒;③采血用的注射器和试管必须保持清洁干燥;④若需抗凝全血,在注射器或试管内需预先加入抗凝剂。

(一) 小鼠和大鼠

1. 尾尖取血   将鼠装入固定盒内,露出尾部,用 45~50℃温水浸泡或用二甲苯擦拭鼠尾使血管扩张,在取血部位涂上凡士林,用手术刀片斜向切开左或右侧静脉,血液即自行流出。取血后用棉球压迫止血。当所需血量很少时也可采用剪除尾尖法取血(因尾尖部有静脉丛,故不可剪去太多)。每只鼠一般可采血 10 次以上。小鼠每次可取血 0.1ml,大鼠每次可取血 0.3~0.5ml。

2. 球后静脉丛取血   用一根长约 15cm 的细玻璃管一端烧制拉成直径为 1.0~1.5mm 的毛细管,临用前浸入 1% 的肝素溶液里,取出干燥后待用。取血时左手捏住鼠两耳间的颈背部头皮,轻轻向下压迫颈背两侧,以阻断头部静脉回流而使眼球外突。右手持毛细管,从眼睑与眼球之间插入,使毛细管与眶壁平行地向喉头方向推进 4~5mm,即达到球后静脉丛,当感到有阻力时即停止推进,同时,将针退出约 0.1~0.5mm,边退边抽。若穿刺适当血液能自然流入毛细管中。小鼠一次可取血 0.2ml,大鼠一次可取血 0.5ml,此法可连续取血多次。

3. 眶动静脉取血   将鼠倒持压迫眼球,使其充血后突出,用止血钳迅速摘除眼球后,眼眶内很快有血液流出,将血滴入加抗凝剂的试管里即可。用毕后实验动物即死亡,只适合单次应用。

4. 心脏取血　鼠类心脏较小且心率较快，心脏采血较为困难，故少用。左手捏住鼠颈部及背部皮肤或仰卧位固定于鼠板上，除毛、消毒皮肤，右手持注射器，在心尖搏动最明显处(左侧胸第3~4肋间)刺入心室，抽出血液。小鼠可取血约0.5~0.6ml；大鼠可取血约0.8~1.2ml。

5. 断头取血　取血时抓住鼠身，用剪刀剪掉头部，立即将鼠颈部向下，并对准已准备好的含有抗凝剂的试管，使血快速滴入试管内。小鼠可取血约0.8~1.2ml，大鼠可取血约5~10ml。

6. 股静脉或股动脉(颈静脉或颈动脉)取血　动物麻醉后仰卧位固定，切开单侧腹股沟(颈部)皮肤，进行股动脉或股静脉(颈静脉或颈动脉)分离手术，待血管暴露清楚后，即可用注射器沿血管平行方向刺入，抽取所需血量。小鼠一般取血0.6ml，大鼠一般取血8ml以内。

7. 腹主动脉采血　动物麻醉后仰卧固定在鼠台上，从腹正中线皮肤切开腹腔，使腹主动脉清楚暴露。用注射器吸出血液，防止溶血。

(二) 兔

1. 耳缘静脉取血　将兔放入仅露出头部及两耳的固定盒中，或由助手以手扶住。选耳静脉清晰的耳朵，将耳静脉部位的毛拔去。用小血管动脉夹夹住耳根部，用手指轻轻摩擦兔耳并在取血部位局部涂二甲苯，使血管扩张，后用酒精擦净，再用粗针头刺破入耳缘静脉，拔出针头血即流出，取血；或用刀片切开也可以，此法方便，且可反复取血。取血完毕用棉球压迫止血，此种采血法一次最多可采血5~10ml。

2. 颈外静脉取血　须做颈外静脉分离手术，术后将注射针头由近心端向远心端方向刺入，使针尖抵达颈外静脉分叉处即可取血。此处血管较粗，很容易取血，取血量也较多，一次可取10ml以上。取血完毕，拔出针头，用干纱布轻轻压迫取血部位止血。

3. 颈动、静脉取血　先做颈动、静脉暴露手术，把血管分离出约2~3cm，并在其下穿两条线，用一条结扎远心端(颈静脉结扎近心端)，使血管充盈。近心端以小动脉夹夹闭，用眼科剪刀向近心端剪一V形切口，插入动脉插管结扎紧固，取血时打开动脉夹即可(实验动物体内可注射肝素抗凝)。

4. 股静脉取血　注射器平行于血管，从股静脉下端向心方向刺入，徐徐抽动针栓即可取血。抽血完毕后要注意止血。股静脉较易止血，用纱布轻压取血部位即可。若连续多次取血，取血部位宜尽量选择远心端。

5. 心脏取血　将家兔仰卧固定，在第三肋间胸骨左缘3mm处注射针垂直刺入心脏，血液随即进入针管，一次可取血20~25ml。心脏取血动作宜迅速，以缩短在心脏内的留针时间和防止血液凝固。如针头已进入心脏但抽不出血时，应将针头稍微后退一点。在胸腔内针头不应左右摆动以防止伤及心、肺等组织。

实验动物的取血(视频2.5)

六、实验动物的性周期检查

成年大鼠或小鼠的阴道脱落上皮细胞在性周期中呈现周期性变化，并与卵巢性激素的周期性变化有关。动情周期正常的大白鼠性周期一般为4~7天，小白鼠为4~5天。性周期(sexual cycle)包括四个期：动情前期(proestrus，P)、动情期(estrus，E)、动情后期(metestrus，M)和间情期(diestrus，D)。

将棉签放在盛有生理盐水的烧杯中浸湿，取150g以上成年雌性大白鼠或20g以上的成年雌性小白鼠,用左手拉住鼠的尾巴,右手持棉签从阴道插入,旋转一周,取出棉签在玻片上涂片,放在显微镜下检查。显微镜下可见满视野的白细胞及少数有核细胞为间情期;上皮细胞大,有核呈圆形为动情前期;角化上皮细胞为动情期;角化上皮细胞和白细胞为动情后期(图2-6)。

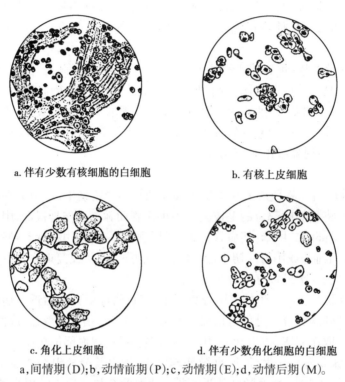

a.伴有少数有核细胞的白细胞　　　　　　b.有核上皮细胞

c.角化上皮细胞　　　　　　d.伴有少数角化细胞的白细胞

a,间情期(D);b,动情前期(P);c,动情期(E);d,动情后期(M)。

图2-6　四期性周期大鼠阴道涂片像

七、实验动物的急救和处死方法

(一)实验动物的急救措施

当实验动物因麻醉过量、大失血、创伤、窒息等原因,使实验动物发生动脉血压快速下降、呼吸停止、角膜反射消失等临床死亡症状时,应立即急救。

1. 注射强心剂　家兔等可静脉注射 0.1% 肾上腺素 1ml,必要时直接做心内注射。肾上腺素具有增强心肌收缩力,使心肌收缩幅度增大与加速房室传导速度,扩张冠状动脉,增强心肌供血、供氧及改善心肌代谢,刺激高位及低位心脏起搏点等作用。当实验动物注射肾上腺素后,如心脏已搏动但极为无力时,可从静脉或心腔内注射 1% 氯化钙 5ml。钙离子可兴奋心肌紧张力,而使心肌收缩加强,血压上升。

2. 注射呼吸中枢兴奋剂　可静脉注射 1% 山梗菜碱 0.5ml 或 25% 尼可刹米 1ml。尼可刹米可直接兴奋延髓呼吸中枢,使呼吸加速加深;对血管运动中枢的兴奋作用较弱。在动物抑制情况下作用更明显。山梗菜碱可刺激颈动脉体的化学感受器,反射性地兴奋呼吸中枢;同时此药对呼吸中枢还有轻微的直接兴奋作用。作为呼吸兴奋药,山梗菜碱比其他药作用迅速而显著,实验动物呼吸可迅速加深加快,血压亦同时升高。

3. 快速注射高渗葡萄糖溶液　一般常采用经实验动物股动脉逆血流加压、快速、冲击式地注入 40% 葡萄糖溶液。注射量根据实验动物而定,如犬可按 2~3ml/kg 体重计算。这样可刺激实验动物血管内感受器,反射性地引起血压、呼吸的改善。

4. **快速输血、输液**　可在动物股动脉插一软塑料套管,连接加压输液装置(血压计连接输液瓶上口,下口通过胶皮管连接塑料套管),加压(180~200mmHg)输血或给予低分子右旋糖酐。在做失血性休克或死亡复活等实验时采用。如实验前实验动物曾用肝素抗凝,由于微循环血管中始终保持通畅,不出现血管中血液凝固现象,因此就算实验动物出现临床死亡后数分钟,采用此种急救措施仍能救活。

5. **人工呼吸**　可采用双手压迫实验动物胸廓进行人工呼吸。如有动物呼吸机,可行气管分离插管后,再连接呼吸机进行人工呼吸。一旦见到实验动物自主呼吸恢复,即可停止人工呼吸。有条件时,当实验动物呼吸停止,而心搏极弱或刚停止时,可用 5% CO_2 和 60% O_2 的混合气体进行人工呼吸,效果更好。采用动物呼吸机时,应调整其呼吸频率及潮气量:大鼠为 50 次 /min,每次 8ml/kg,即 400ml/(kg·min^{-1});兔和猫为 30 次 /min,每次 10ml/kg,即 300ml/(kg·min^{-1});犬为 20 次 /min,每次 100ml/kg,即 2 000ml/(kg·min^{-1})。

(二)实验动物处死方法

急性动物实验结束后,为避免实验动物继续忍受痛苦,一般应将实验动物及时处死。实验动物处死的方法很多,原则是使其迅速死亡,并应根据实验动物选择适当的方法。

1. **蛙类**　常用金属探针插入枕骨大孔,破坏脑脊椎的方法处死。将蛙用温布包住,露出头部,左手执蛙,并且用示指按压其头部前端,拇指按压背部,使头前俯;右手持金属探针由头前端沿线向尾方刺触,触及凹陷处即枕骨大孔所在。将探针由凹陷处垂直刺入,刺破皮肤即入枕骨大孔。这时将探针尖端转向头方,向前探入颅腔,然后向各方搅动,以捣毁脑组织,如探针确在颅腔内,实验者可感觉探针在四面皆壁的腔内。脑组织捣毁后,将探针退回,再由枕骨大孔向尾方,与脊柱平行刺入椎管,以破坏脊髓。脑和脊髓是否被完全破坏,可检查实验动物四肢肌肉的紧张性是否完全消失。拔出探针后,用一小干棉球将针孔堵住,以防止其出血。操作过程中要防止毒腺分泌物射入实验者眼内。如被射入,须立即用生理盐水冲洗眼睛。

2. **小鼠和大鼠**

(1)脊椎脱臼法:左手拇指与示指用力向下按住鼠头,同时右手抓住鼠尾用力向后拉,将鼠身体抻直,随后斜向上提起 30°,瞬间发力,将脊髓与延髓拉断,鼠便立刻死亡,这是小鼠最常用的处死方法。

(2)断头法:用左手按住实验动物的背部,拇指夹住实验动物右腋窝,示指和中指夹住左前肢,右手用剪刀在鼠颈部垂直将鼠头剪断,迅速将鼠身倒置放血,由于剪断脑脊髓和大量失血,实验动物会很快死亡。

(3)击打法:右手抓住鼠尾,提起,用力摔击其头部,鼠痉挛后立即死亡。或用小木槌用力击打鼠头部也可致死。

(4)急性失血法:可采用鼠眼眶动脉和静脉急性大量失血方法使鼠立即死亡。左手拇指和示指尽量将鼠头部皮肤捏紧,使鼠眼球突出。右手持弯头小镊,在鼠右侧眼球根部将眼球摘去,并将鼠倒置,头向下,此时血液很快从眼眶内流出。

3. **家兔**

(1)空气栓塞法:向实验动物静脉内注入一定量的空气,可在右心随着心脏的跳动使空气与血液相混致血液呈泡沫状,随血液循环到全身。如进入肺动脉,可阻梗其分支;进入心脏冠状动脉,可造成冠状动脉阻塞,发生严重的血液循环障碍,形成肺动脉或冠状动脉空气栓塞;或导致心腔内充满气泡,心脏收缩时气泡变小,心脏舒张时气泡变大,从而影响回心血液量和心输出量,引起循环障碍、休克、死亡。一般家兔注入 20~50ml 空气,犬注入80~150ml 空气即可致死。本法优点是处死方法简单、迅速,缺点是由于实验动物死于急性循环,各脏器淤血明显。

(2)急性失血法:先使实验动物麻醉,暴露股三角区或腹腔,再切断股动脉或腹主动脉,立即喷出血液。用一块湿纱布不断擦去切口周围处的血液和血凝块,同时不断地用自来水冲洗流血,既可保持血液畅流无阻,又可保持操作台清洁,实验动物在 3~5 分钟内即可死亡。采用本法实验动物十分安静,对脏器无损害,但器官贫血比较明显,是目前获取采集病理标本较好的方法。

(3)击打法:对家兔也可用木槌用力锤击其后脑部,损坏延脑,造成死亡。

(4)过量麻醉法:此法多用于处死豚鼠和家兔。快速过量注射非挥发性麻醉药(投药量为深麻醉时的 30 倍),或让实验动物吸入过量的乙醚,使实验动物中枢神经系统过度抑制,导致实验动物死亡。

(三) 实验动物尸体、残体处理方法

实验动物的急救和处死方法(视频 2.6)

每次实验结束后,除部分实验根据需要去除有关脏器组织做组织学分析或解剖学观察外,一般应将实验动物及时处死,将死亡的实验动物(正常死亡或人道终止生命的实验动物)尸体收集在一塑料废物袋中,不能混有其他实验废弃物。将此袋放入冰柜中,做好实验动物尸体存放记录。存放于冰柜中的实验动物尸体由医疗废弃物处理单位统一处理。处理方式可为集中焚烧,如应用剧毒药物或有害物质的实验动物应做无害化处理。动物笼具等需用消毒液进行消毒,防止将其他病毒或传染性疾病带入实验室。

(张　勇)

第二节　药理学实验常用手术器械及手术操作

一、动物实验常用手术器械及使用

动物实验的手术器械可根据实验对象不同有不同组合,但最常用的有以下几种(图 2-7)。

(一) 蛙类动物手术器械

1. 剪刀

(1)普通剪(粗剪刀):用于剪粗硬或坚韧的组织,如骨骼及皮肤。

(2)手术剪:用于剪软组织,如肌肉和皮肤。持剪方法见图 2-8。

(3)眼科剪(细剪刀):用于剪薄细的软组织,如心包膜、血管及神经等。

2. 镊子

(1)手术镊:手术过程中用于夹持各种大块组织,如骨骼、肌肉和皮肤等。执镊方法见图 2-8。

(2)眼科镊:用于夹持细小组织,如筋膜、小血管等。切忌剪肌肉或皮肤。

3. 脊髓破坏针(探针)　用于破坏蛙类动物的脑和脊髓。

4. 玻璃分针　用于分离血管和神经。

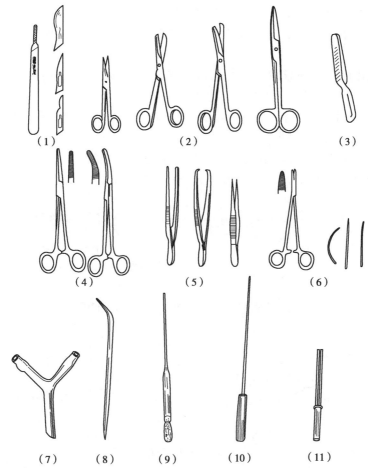

(1)手术刀柄(圆刃、角形尖刃、小圆刃);(2)手术剪(眼科剪、圆头手术剪、线剪、尖头手术剪);(3)动脉夹;(4)止血钳(直钳、弯钳);(5)手术镊(直镊、有齿镊、眼科镊);(6)持针钳(缝合针);(7)气管插管;(8)玻璃分针;(9)胶头滴管;(10)脊髓破坏针;(11)锌铜弓。

图 2-7　动物实验的常用手术器械

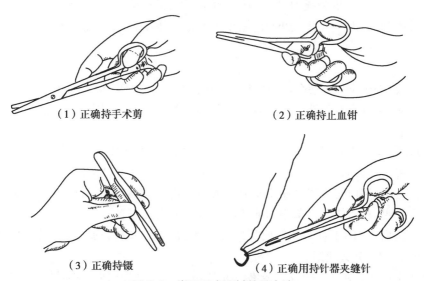

（1）正确持手术剪　　　　　　（2）正确持止血钳

（3）正确持镊　　　　　（4）正确用持针器夹缝针

图 2-8　常用手术器械使用方法

5. 锌铜弓　用于检查神经肌肉标本的兴奋性。

6. 蛙心夹　用于夹住蟾蜍心尖,另一端通过细丝线连接张力换能器,以描记心脏舒缩曲线。

7. 滴管　用于滴加各种液体,使手术部位组织保持湿润。

8. 手术线　用于肌肉组织标本的结扎等。

9. 蛙板　分为木制蛙板和白瓷砖。为蟾蜍解剖台或神经-肌肉标本的制作台。

(二) 哺乳类动物手术器械

1. 手术刀　由刀柄和刀片组成。用于切开皮肤或内脏器官。使用时注意刀刃不要碰撞坚硬物。持手术刀的姿势有持弓式、指压式、执笔式、反挑式等,如图 2-9 所示。

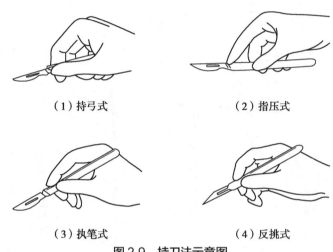

（1）持弓式　　　　　（2）指压式

（3）执笔式　　　　　（4）反挑式

图 2-9　持刀法示意图

2. 手术剪

(1)普通剪(粗剪刀):用于剪粗硬或坚韧的组织,如动物的毛发、骨骼及皮肤。

(2)手术剪:可分为直、弯两种或圆头、尖头剪刀。圆头剪为组织剪,适用于分开剥离和剪开、剪断软组织;尖头剪为线剪,用于剪线、引流物、敷料等。

(3)眼科剪(细剪刀):有直、弯两种,用于剪薄细软组织,如心包膜、脑膜、输尿管、血管及神经等。

3. 镊子

(1)有齿镊(外科镊):尖端有齿,夹持组织不易滑脱,但损伤较大。

(2)无齿镊(解剖镊):尖端无齿而且较尖,对组织损伤较小。用于夹持血管、神经和黏膜等较脆弱的组织。

(3)虹膜镊:有直、弯两种,用于夹持和分离精细组织,如筋膜或小血管。

4. 止血钳

(1)直止血钳:用以钳夹浅层组织出血点或协助拔针,分离皮下组织和肌肉等。

(2)弯止血钳:用以钳夹深部组织或体腔内的出血点及血管。

(3)蚊式止血钳:用于脏器和颜面等精细手术的止血,以及分离小血管和神经周围组织的结缔组织,切勿钳夹大块组织。

(4)有齿止血钳:用以夹持较厚或易滑脱的组织内的血管出血,如肌肉、肠壁等,不能用于皮下止血。

5. 咬骨钳　用以打开颅腔和骨髓腔时咬切骨质。

6. 颅骨钻　用于开颅钻孔。

7. 动脉夹　有直、弯两种,用于夹闭动脉,阻断动脉血流。

8. 动脉插管　为玻璃或塑料制品,插入动脉管腔内,用以记录动脉血压。

9. 气管插管　为金属或玻璃制作的"Y"形或"T"形三通管。急性动物实验时,一端插入气管内,以保证实验动物呼吸道通畅。

10. 膀胱插管　为玻璃制品,插入实验动物膀胱或输尿管内,记录尿量。

11. 心室插管　用直径 4mm 的塑料管拉制而成,用于实验动物心室、心房压的测定等。

12. 三通阀　为金属或塑料制品,用于连接压力换能器,便于给药、输液和记录动脉血压。

动物实验常用手术器械及使用(视频 2.7)

二、动物实验手术基本操作

常用手术基本操作包括切开(incision)、结扎(ligation)、缝合(suture)、打结(tie)、分离(separation)、切除(excision)、插管(intubation)等。

(一)手术部位剪毛

将麻醉家兔仰卧位固定于兔台上。在手术部位用弯头剪或粗剪刀剪毛,不可用组织剪或眼科剪。剪毛范围应大于切口长度。为避免剪伤皮肤,不能用手提起毛,可用一手绷紧皮肤,另一手持剪刀平贴皮肤逆着毛的朝向剪毛。剪下的毛应及时放入盛水的烧杯中湿润,避免飞扬。

(二)手术部位皮肤切口

1. 颈部切口　术者用左手拇指和示指撑平动物颈部皮肤,右手持手术刀,从甲状软骨沿正中线向下做 5~6cm 皮肤切口。也可由第一和第二助手使用止血钳轻轻提起两侧皮肤,术者用手术剪剪开皮肤约 1cm 的小口。随后用止血钳或剪刀,贴紧皮下钝性分离浅筋膜;再用同样的方法分离切口达 5~7cm,并及时止血,结扎出血点。

2. 腹部切口　根据手术部位需要,剪去实验动物腹部毛发,由第一和第二助手使用止血钳轻轻提起两侧皮肤,术者用手术剪剪开皮肤约 1cm 的小口。随后用止血钳或剪刀,贴紧皮下钝性分离浅筋膜,然后用剪刀扩大切口;暴露腹壁后,辨认腹白线,沿腹白线剪开腹壁。

(三)打结

打结是结扎止血、组织缝合必不可少的方法之一。打结要求准确、可靠,并力求迅速。要明确需打结的组织部位,不要在不需结扎的地方打结,否则容易损伤组织。必须使用正确的打结方法,不要让线结松脱而引起出血或缝合组织裂开。结的种类有单结、方结、三重结、外科结等几种。打结的方法有徒手打结法和器械打结法两种,前者适用于大多数的手术操作;后者适用于浅部的缝合和一些精细的手术。

1. 结的种类　正确的结的种类很多,常用的有方结、三重结、外科结(图 2-10)。

(1)方结(square knot):又称平结,是由两个方向相反的单结组成,是外科手术中最常用的一种。第一个结与第二个结的方向相反,线圈内张力越大,结扎越紧,故不易滑脱,最为牢靠。用于较小血管和各种缝合时的结扎。

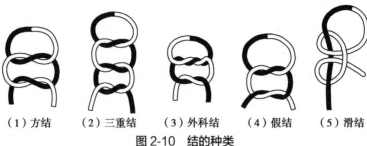

（1）方结　　（2）三重结　　（3）外科结　　（4）假结　　（5）滑结

图 2-10　结的种类

（2）外科结（surgeon knot）：打第一个结时绕两次，使摩擦增大，在打第二个结时不易滑脱和松动，比较可靠。但比较费时，平时一般少用，多用于大血管或有张力缝合后的结扎。

（3）三重结（triple knot）：又称为三叠结、加强结，是在打好方结后，再打一个与第一结方向相同的结，以加强牢靠性，但因遗留在组织内的结扎线较多，用于有张力的缝合、结扎较大的动脉或肠线、尼龙线打结时。

（4）假结（false knot）和滑结（slip knot）：通常发生的错误结是假结和滑结（图 2-10）。假结是两道结扎线方向相同的结，易于滑脱，不可采用；滑结是在打方结时，两手用力不均匀，只拉紧一端的线，形成滑结，更容易脱落，应当尽量注意避免发生。

2. 打结方法　常用的打结方法有单手打结法、双手打结法、器械打结法。术中打结可用徒手或借助器械两种方式来完成。徒手打结法在术中较为常用，可分为双手打结法和单手打结法。器械打结法是借助于持针器或血管钳打结，又称为持钳打结法。

（1）双手打结法：双手打结法既可用于打方结，也可用于打外科结。由于此法牢固可靠，线头短也能打结，除用于一般结扎外，对深部或组织张力较大的缝合结扎较为方便，尤其在钳带线打结时。缺点是操作稍繁，速度较慢。

打结操作三要素为：①三点一线。打结收紧时，要求三点（两手用力点与结扎点）成一直线，切不可成角向上提起，否则结扎时易于撕脱组织或使线结松脱。②交叉。要打成方结，需用双手交叉，使两个结的打结方向相反，否则将打成滑结。两手呈前后方向交叉打结较左右方向交叉打结更方便和实用。③双手用力均匀。如果两手用力不均匀，只拉紧一根线，亦可成为滑结。

（2）单手打结法：是常用的一种打方结方法，简便迅速。有左手或右手打结法，左右手均可打结。结扎止血时，一般由右手握血管钳，用左手打结较为方便且顺手。单手打结，速度较快，可以缩短手术时间，但如操作不当，易成滑结。

（3）器械打结法：又称为持钳打结法，此法用持针器或血管钳代替一只手拉线打结，方便易行。用于深部结扎，或线头较短，用手打结有困难，或为节省用线时。其方法是把器械放在缝线的较长端与结扎物之间，用长头端缝线环绕器械正、反各一圈，即可打成一个方结。此法缺点是结扣容易滑脱，尤其是缝合有张力时不易扎紧，需予以注意。

3. 打结的注意事项　①结扎之前，常需将缝合线放于生理盐水内浸湿，以增加线的重量，便于操作，并可增加摩擦力，使结扎牢固。②无论用何种方法打结，第一结与第二结的方向不能相同，否则就成假结，容易滑脱；即使两结的方向相反，如果两手用力不均匀，只拉紧一根线，亦可成为滑结。③打第一结扣时，拉线方向必须顺着结扎的方向，否则结扎线容易在结扣处折断。打第二结扣时，注意第一结扣不要松弛，必要时可用一把血管钳压在第一结扣处，待收紧第二结扣时，再移去血管钳。④两手的用力点和结扣点尽量成为一条直线，不可成角向上提起,以免结扣点撕脱或结扣松弛,甚至造成滑结。⑤结扎时,用力应缓慢均匀。两手的距离不宜离线结太远,特别是深部打结时,常常难以双手同时进入深部操作,最好的办法是用一手指尖滑下按住线结处,缓缓地用力并拉紧,否则均易将线扯断或未扎紧而滑脱。

(四) 颈部血管和气管的暴露与分离

做颈部切口后,首先用止血钳钳夹左、右侧缘皮肤切口向外牵拉,充分暴露手术视野。用蚊式止血钳或剪刀钝性分离浅筋膜,或在无大血管的情况下剪开浅筋膜(剪开的浅筋膜应与皮肤切口的大小一致),暴露肌肉组织结构。分离肌肉组织,首先应仔细辨认颈部肌肉的组织特征:在气管的表面有两条肌肉,一条是与气管方向一致、紧贴在气管表面上的胸骨舌骨肌,另一条是向侧面斜行的胸锁乳突肌。在两条肌肉的会聚点上插入止血钳,以上下左右的分离方式分离肌肉组织。

1. 颈外静脉(external jugular vein)　位于颈部皮下胸锁乳突肌外缘,仔细分离 2cm,穿双线备用。

2. 气管(trachea)　在正中线逐层分离皮下组织、筋膜和肌肉,即可见气管。仔细分离气管软骨环,其下穿线备用。

3. 颈总动脉鞘(carotid sheath)　位于气管两侧,分离胸骨舌骨肌和胸锁乳突肌,深处可见颈总动脉鞘。细心分离鞘膜,即可见搏动的颈总动脉和三条神经。三条神经中,迷走神经(vagus nerve)最粗,交感神经(sympathetic nerve)次之,减压神经(depressor nerve)最细。仔细分离出三条神经,穿双线并标记备用。分离血管和神经时要细心,动作要轻柔,以免损伤其结构和功能。不能用有齿镊、止血钳进行剥离,也不能用镊子夹持。分离时应按照先神经后血管,先细后粗的原则。分离颈总动脉至少要 3cm。

(五) 颈外静脉插管

在分离的颈外静脉远心端用穿好的线结扎,阻断血流;在近心端,用动脉夹夹住静脉,暂时阻断血流。使用眼科剪,在靠近远心端的管壁倾斜 45° 剪一切口,切口约为管径的一半,不要剪断静脉。

(六) 气管插管

在甲状软骨下 0.5~1.0cm 处两个软骨环之间横向剪一切口,再向甲状软骨方向剪一小的纵切口,使切口呈倒"T"形。将 Y 字形气管插管向着肺的方向插入气管,用已穿好的线结扎固定,并固定于插管的侧管上,防止滑脱。

(七) 颈总动脉插管

结扎动脉远心端,用动脉夹夹住近心端。两端距离尽可能长。左手小指托住动脉,右手用眼科剪在靠近动脉远心端结扎处剪一斜口,约为管径的一半。向近心端插入动脉插管,用已穿好的线结扎固定,并固定与插管相连的三通侧管上。

(八) 开颅术

将实验动物麻醉后腹卧位固定于兔台上,剪去头部的毛,从眉间至枕部沿矢状线切开皮肤及骨膜,用刀柄向两侧剥离肌肉并刮去颅顶骨膜。用骨钻钻开颅骨,用小咬骨钳扩大创口,暴露一侧大脑上侧面,注意勿伤硬脑膜及矢状窦,出血时以骨蜡或止血海绵止血。暴露大脑皮质时,需用小镊子夹起硬脑膜,仔细剪去,暴露出大脑皮质,滴上少量温热液体石蜡,以防皮质干燥。术毕放松实验动物的头及四肢,以便观察躯体运动效应。

(九)离体肠管制备

提起家兔后肢将其倒悬,用木槌猛击头部使其昏迷,立即剖腹(其他小型实验动物可采取颈部断髓法)。用剪刀取下十二指肠及其邻近上段小肠 20~30cm,用台式液洗净肠段内容物,然后剪取 3~4cm 长若干段,将每一肠段两端用手术线结扎,一端系于通气管挂钩上,另一端经张力换能器与实验系统相连接。

(十)膀胱插管

在耻骨联合上方,沿正中线做一约 3cm 的切口,沿腹白线剪开腹壁,将膀胱移出体外。辨认清楚膀胱结构后,选择血管较少部位做一小切口,插入膀胱插管,用粗线结扎固定。注意保持插管与输尿管之间的畅通,避免堵塞。

(十一)肝大部切除术

取家兔称重后,将其仰卧位固定在兔手术台上,沿剑突下腹部正中备皮,用注射器抽取一定量的利多卡因,每隔 1cm 打一皮丘,整个皮丘长度大约 10cm。

剑突下腹部正中做一纵向切口长约 8cm,沿腹白线打开腹腔,暴露肝脏外缘,分离肝脏与膈肌之间的镰状韧带,然后将肝脏向后向下压,将其腹面翻向上,用手剥离肝胃韧带,将整个肝脏游离出来,分辨肝脏的各叶后,用粗棉线结扎肝左外叶、右中叶、左中叶及方形叶的根部,并从结扎线上方逐叶剪除(仅保留右外叶及尾状叶),完成肝大部切除术(图 2-11)。

动物实验手术基本操作(视频2.8)

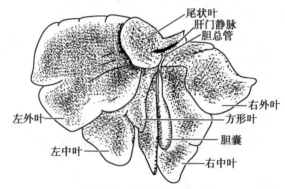

尾状叶
肝门静脉
胆总管
右外叶
左外叶
方形叶
胆囊
左中叶
右中叶

图 2-11　家兔肝脏背面观

沿胃幽门向下找出十二指肠,用眼科圆缝合针做荷包缝合(purse-string suture),然后用眼科剪在荷包中央剪一小口,将细导尿管插入肠腔约 4~5cm,收紧荷包结扎固定,将肠管回纳腹腔,将留置的导尿管沿皮下穿出,并用胶带固定,以免家兔自行拔出。检查腹内无出血后关闭腹腔。

(张 勇)

实验 3.1　水合氯醛对小鼠催眠作用的半数有效量（ED_{50}）测定

【实验目的】

掌握测定药物半数有效量（ED_{50}）的方法、原理、实验步骤、计算过程及意义，了解生物个体差异及衡量药物效应强弱的常用方法。

【实验原理】

药物效应和药物剂量的关系称为量效关系，从不同角度观察，有量反应和质反应之分。量反应指特定反应程度与剂量的关系，如血压的升高、血糖的降低等；质反应则为特定反应出现与否与剂量的关系，如死亡与否、阳性或阴性等。半数有效量（50% effective dose，ED_{50}）指药物引起 50% 实验动物出现阳性结果（反应）所需的剂量。如以实验动物死亡率来表示反应，则用半数致死量（50% lethal dose，LD_{50}）或半数致死浓度（50% lethal concentration，LC_{50}）表示，ED_{50} 或 LD_{50} 是表示剂量 - 反应最常用的方法。除 ED_{50} 的观察指标（药效）与 LD_{50} 的观察指标（死亡）不同外，两者的测定原理相同。

Bliss 法又称正规概率单位法或 ED_{50}（或 LD_{50}）正规法。本法把反应率转化为概率单位，并进行作业校正、加权直线回归、逐步逼近，是计算 ED_{50}（或 LD_{50}）最精确的方法。其在数理上最严谨，又称之为加权概率单位法或概率单位正规法，是《药品注册管理办法》中推荐使用的方法。本法剂量设计不必按几何级数，各组实验动物数不必相等，最大剂量组有效率（或死亡率）不必为 100%，最小剂量组死亡率不必为 0。但计算过程复杂，现阶段用软件完成。

水合氯醛可以做催眠药和抗惊厥药，用于失眠烦躁不安及惊厥。催眠剂量 30 分钟内即可诱导入睡，催眠作用温和，不缩短快速眼动睡眠（rapid eye movement sleep，REM sleep），引起近似生理性睡眠，无明显后遗作用。较大剂量有抗惊厥作用，可用于小儿高热、破伤风及子痫引起的惊厥。大剂量可引起昏迷和麻醉。抑制延髓呼吸及血管运动中枢，导致死亡。曾作为基础麻醉的辅助用药，现已极少应用。

水合氯醛用适当剂量给小鼠腹腔注射后产生催眠效应，以翻正反射消失作为判断实验动物睡眠的指标，获得药物剂量的睡眠率。通过实验结果拟合量效曲线，用 Bliss 法电子计算机软件计算得出 ED_{50} 及其 95% 置信区间（b, a）。

【实验材料】

1. 实验动物　小鼠,雌雄各半(雌鼠应无孕),体重 18~22g。
2. 器材　注射器(1ml),针头(4 号),小烧杯,棉签,体重秤,万分之一电子天平,计时器,小鼠罩,托盘,计算器或计算机。
3. 试药及配制
(1)水合氯醛(分析纯),苦味酸。
(2)水合氯醛溶液:临用前称取各梯度剂量水合氯醛,分别加入 100ml 灭菌生理盐水即得。
(3)5% 苦味酸溶液(标记动物用):称取 5g 苦味酸,加入 100ml 蒸馏水,振荡溶解。

【方法与步骤】

1. 水合氯醛腹腔注射给药 D_{min} 及 D_{max} 的确定(预实验)
(1)确定该药全无效剂量(D_{min})和全有效剂量(D_{max})的大致范围,以便正式实验时在此剂量范围内设置 5~6 个实验剂量组。
(2)实验动物分组与给药:设置几个剂量组(每组实验动物 4 只),如剂量比为 1、3、9 的三个组,使实验给药液体积相同而药液浓度不同。小鼠腹腔注射给药体积一般为 0.1~0.2ml/10g 体重。
(3)观察与记录:以翻正反射消失作为判断水合氯醛引起实验动物睡眠的指标。给药 15 分钟后,把受试小鼠轻轻地置于仰卧位,如果在 30 秒内不能翻正,即认为小鼠处于睡眠状态。记录并统计实验动物睡眠发生率。

如果剂量 10mg/kg 无效,而剂量 30mg/kg 和 90mg/kg 均全部有效,则 D_{min}~D_{max} 的大致范围为 10~30mg/kg,即可作正式实验。如果 3 组均全无效或全部有效则表示剂量选择不当,要再次预试,往下或往上找剂量范围。此实验的目的是确定如下数据(如上例子):D_{max}=30mg/kg,D_{min}=10mg/kg,D_{max}/D_{min}=30/10=3。

2. 水合氯醛半数有效量(ED_{50})的测定
(1)计算各组剂量:根据测出的实验动物的 D_{max} 和 D_{min},在此范围安排 5~8 组剂量。设 n 为组数,r 为公比(相邻两剂量之比,较小的剂量做分子):

各组剂量计算:求出 r 后,各组剂量分别为

第 1 组　D_{max}
第 2 组　$D_{max}r$
第 3 组　$D_{max}r^2$
……

经预试验,本次实验中,如取 n=6 组,D_{max}=380mg/kg,D_{min}=224mg/kg,上例公比 r=0.9,各组剂量为 380mg/kg、342mg/kg、308mg/kg、277mg/kg、249mg/kg、224mg/kg。

全班分成 6 小组,共同完成水合氯醛对小鼠催眠作用的 ED_{50} 测定。

(2)配制药液:一般先配制最大剂量组的药液浓度(最高浓度药液),然后按一定的比例逐级稀释,即可得到各剂量组药液。可参考下述配药法[设每组需药液 V_g(ml),给药体积为 V(ml/kg)]:

最大剂量组浓度　　　　$C_{max}=D_{max}/V$

共需最浓药液体积　　　$P=V_g/(1-r)$

所需药量　　　　　　　$M=C_{max}P$

例如,按上述计算剂量的例子,如果每组需药液 V_g=6ml,给药体积 V=20ml/kg:

C_{max}=380/20=19ml/mg

P=6/(1-0.9)=60ml

M=19×60=1.14kg

(3)分组及给药:取小鼠 60 只(18~22g),每组雌雄各半,按体重随机分成 6 个剂量组,每剂量组 10 只,每组一剂量。每组分别按设计的浓度和给药体积(0.1ml/10g 体重)腹腔注射,记录给药时间。ED_{50} 测定时是否要设对照组,应视情况而定。

(4)观察与记录:以翻正反射消失作为判断实验动物睡眠的指标。给药 15 分钟后,把受试小鼠轻轻地置于仰卧位,如果在 30 秒内不能翻正,即认为小鼠处于睡眠状态。记录并统计实验动物睡眠发生率。整个实验应记录的事项:日期、药物名称、批号及制药单位、配药的溶剂、药液浓度、给药途径、给药体积及给药剂量、实验动物名称、性别及体重、实验时室温、给药时间、实验动物的表现及出现的时间、各组有效率、计算 ED_{50}。

【结果与处理】

1. 水合氯醛腹腔注射给药 D_{min} 及 D_{max} 的确定(预实验)　将实验结果填入表 3-1。确定水合氯醛 D_{min} 和 D_{max} 的大致范围。

表 3-1　水合氯醛腹腔注射给药 D_{min} 及 D_{max} 的确定

组别	性别	编号	体重/g	给药体积/ml	给药时间	翻正反射测试时间	翻正反射是否消失
剂量 1（___mg/kg）	雄性	1					
	雄性	2					
	雌性	3					
	雌性	4					
剂量 2（___mg/kg）	雄性	1					
	雄性	2					
	雌性	3					
	雌性	4					
剂量 3（___mg/kg）	雄性	1					
	雄性	2					
	雌性	3					
	雌性	4					

2. 水合氯醛半数有效量(ED_{50})的测定　将实验结果填入表 3-2。用 Bliss 法电子计算机软件运算结果:水合氯醛 ED_{50} 及其 95% 置信区间(b,a)。

表 3-2　水合氯醛半数有效量（ED_{50}）的测定

剂量	性别	实验数	平均体重/g	给药体积/ml	给药时间	反应百分率/%	ED_{50}/(mg·kg⁻¹)
___mg/kg	雄性	5					
	雌性	5					
___mg/kg	雄性	5					
	雌性	5					
___mg/kg	雄性	5					
	雌性	5					
___mg/kg	雄性	5					
	雌性	5					
___mg/kg	雄性	5					
	雌性	5					
___mg/kg	雄性	5					
	雌性	5					

【注意事项】

1. 本实验为定量药物效价测定，要求较高的准确率，在实验过程中要求实验操作准确无误。

2. 实验动物种类、体重范围、给药途径、实验观察时间等因素对 ED_{50} 的测定结果都有影响，在报告结果时都应加以注明。

3. 为了减少差错，最好由一人给药。

4. 实验动物在实验前应禁食 12 小时，但饮水不限。

5. 保持室内安静，已睡眠鼠与未睡眠鼠分笼放置。

水合氯醛对小鼠催眠作用的半数有效量（ED_{50}）测定（视频 3.1）

【思考题】

1. ED_{50} 测定的原理是什么？

2. 测定 ED_{50} 有何意义？治疗指数、安全指数的意义是什么？

3. 为什么以前测定 ED_{50} 时各组剂量常按等比级数安排？

4. ED_{50} 最精确的计算方法是什么？

（毕惠嫦）

实验 3.2　新斯的明半数致死量（LD_{50}）的测定

【实验目的】

掌握药物半数致死量（LD_{50}）的测定方法及意义。

【实验原理】

半数致死量(50% lethal dose, LD_{50})是指使半数动物死亡的药物剂量。它是药物急性毒性大小的一个重要指标。半数致死量的测定方法很多,寇氏法、图解法、概率法等。本次实验用改良寇氏法。此法设计简单、计算方便、要求不高,但精度不够,一般仅用于毒性的初步测定。

【实验材料】

1. 实验动物　小鼠 50 只,体重 18~22g,雌雄各半。
2. 器材　小鼠笼,体重秤,1ml 注射器。
3. 试药　0.005% 新斯的明溶液。

【方法与步骤】

1. 取 50 只小鼠随机分组,每组 10 只,编号、称重。
2. 以 0.55mg/kg 新斯的明作为中间初始剂量,分别按等比级数 0.75 向低及向高计算获得 5 组剂量,即剂量分别为 0.309mg/kg、0.412mg/kg、0.55mg/kg、0.733mg/kg、0.978mg/kg。腹腔注射新斯的明溶液,并观察小鼠潜伏期中毒症状,记录死亡时间(可设定 1 小时为观察时间,一般应观察 72 小时)。

【结果与处理】

将数据填入表 3-3 中,并应用改良寇氏法计算 LD_{50} 及其置信区间。

表 3-3　新斯的明半数致死量(LD_{50})的测定

组别	剂量 / $(mg·kg^{-1})$	对数剂量 X	小鼠只数 n/只	死亡数 / 只	死亡率 /%	p	p^2
1							
2							
3							
4							
5							

注:p,各组实验动物的死亡率,以小数表示。

【注意事项】

1. 半数致死量受多种因素影响,包括实验动物的种属差异、性别差异、实验室温以及给药途径等,需合理设计实验安排。
2. 为减少实验误差,要求专人称重、专人取药、专人给药,应当分工明确。

新斯的明半数
致死量(LD_{50})的
测定(视频 3.2)

【思考题】

1. 什么是半数有效量及半数致死量?
2. 什么是治疗指数? 有何意义?

(张雪梅)

实验 3.3   不同给药途径对药物作用的影响

【实验目的】

观察不同给药途径对尼可刹米和硫酸镁药理作用的影响。

【实验原理】

不同给药途径可影响药物的药代动力学和 / 或药效学,使药物的药理作用强度或药理作用性质产生差异。尼可刹米是人工合成的呼吸兴奋剂,可直接兴奋延髓呼吸中枢,剂量过大可引起中枢神经系统的过度兴奋,导致阵挛性惊厥(弓背、跳跃、四肢阵挛而倒地等)、强直性惊厥(四肢伸直、身体僵硬)甚至死亡。不同给药途径的硫酸镁可作为导泻药或抗惊厥药。口服硫酸镁不被吸收,在肠内形成一定渗透压,使肠内保有大量水分,刺激肠道蠕动而促进排便。硫酸镁注射给药,增加血中 Mg^{2+} 浓度,阻止运动神经末梢释放乙酰胆碱递质,使骨骼肌松弛。

本实验通过不同给药途径给予小鼠等剂量的尼可刹米或硫酸镁,观察给药后药物反应的差异,可判断不同给药途径对尼可刹米和硫酸镁药理作用的影响。

【实验材料】

1. 实验动物   小鼠 7 只,雌雄不限,体重 18~22g。
2. 器材   体重秤,万分之一电子天平,1ml 注射器,小鼠灌胃针头,钟罩。
3. 试药及配制
(1)生理盐水,苦味酸,尼可刹米、硫酸镁(分析纯)。
(2)5% 苦味酸溶液:称取 5g 苦味酸,加入 100ml 生理盐水,振荡溶解。
(3)4% 尼可刹米溶液:称取 4g 尼可刹米,加入 100ml 生理盐水,振荡溶解。
(4)5% 硫酸镁溶液:称取 5g 硫酸镁,加入 100ml 生理盐水,振荡溶解。

【方法与步骤】

1. 不同给药途径对尼可刹米药理作用的影响
(1)实验动物分组:小鼠 3 只,禁食不禁水 12 小时后标记编号、称重,随机分为灌胃组、皮下注射组和腹腔注射组。观察小鼠给药前的一般正常状态。
(2)尼可刹米作用观察:各组小鼠分别灌胃、皮下注射或腹腔注射 4% 尼可刹米溶液(0.4g/kg),给药体积 0.1ml/10g。小鼠给药后即刻放入钟罩里,密切观察小鼠给药后反应。记录小鼠给药时间、首次出现惊厥反应时间(以尾巴僵直竖尾作为惊厥指标)以及惊厥程度。从给药到首次出现惊厥的时间为尼可刹米作用的潜伏期。
2. 不同给药途径对硫酸镁药理作用的影响
(1)实验动物分组:小鼠 4 只,禁食不禁水 12 小时后标记编号、称重,随机分为灌胃组和皮下注射组。观察小鼠给药前的一般正常状态。
(2)硫酸镁作用观察:各组小鼠分别灌胃或皮下注射 5% 硫酸镁溶液(0.5g/kg)或等体积生理盐水,给药体积 0.1ml/10g。给药后观察记录小鼠大小便排泄情况、一般活动状态,以及是否发生四肢肌无力、翻正反射消失。

【结果与处理】

1. 不同给药途径对尼可刹米药理作用的影响
(1)将尼可刹米导致小鼠惊厥反应潜伏期及惊厥程度填入表 3-4。

表 3-4 不同给药途径对尼可刹米药理作用的影响

组别	体重 /g	尼可刹米 /ml	作用潜伏期 /min	惊厥程度
灌胃组				
皮下注射组				
腹腔注射组				

(2)将全班的实验结果填入表 3-5,统计分析不同给药途径对尼可刹米作用潜伏期的影响。

表 3-5 不同给药途径对尼可刹米作用潜伏期的影响 　　　单位:min

组别	编号									
	1	2	3	4	5	6	7	8	9	10
灌胃组										
皮下注射组										
腹腔注射组										

2. 不同给药途径对硫酸镁药理作用的影响　将硫酸镁灌胃给药和皮下注射给药后小鼠反应填入表 3-6。

表 3-6 不同给药途径对硫酸镁药理作用的影响

组别	体重 /g	生理盐水 /ml	硫酸镁 /ml	硫酸镁药理作用
灌胃组				
皮下注射组				

【注意事项】

1. 在钟罩里观察每只小鼠的惊厥反应。
2. 了解小鼠灌胃、皮下注射和腹腔注射的注意事项。

【思考题】

1. 不同给药途径如何影响尼可刹米的起效时间、维持时间以及作用强度?
2. 不同给药途径如何影响硫酸镁的药理作用?

不同给药途径对药物作用的影响(视频 3.3)

(杜俊蓉)

实验 3.4 肝脏功能状态对药物作用的影响

【实验目的】

1. 观察肝脏功能状态对戊巴比妥钠催眠作用的影响。
2. 学习四氯化碳诱导小鼠急性肝损伤模型的建立方法。

【实验原理】

四氯化碳是一种常见的肝毒性化合物,易损伤肝细胞,使细胞膜通透性升高,引起胞内蛋白质与酶等多种成分释放入血,导致肝脏功能障碍。肝细胞内谷丙转氨酶(glutamic-pyruvic transaminase,GPT)和谷草转氨酶(glutamic-oxaloacetic transaminase,GOT)的表达水平大约为血液中的 100 倍。因此,血清 GPT 和 GOT 活性是临床肝损伤程度的常规检测指标。四氯化碳诱导的肝损伤是常用的中毒性肝炎动物模型。戊巴比妥钠为中效巴比妥类药物,具有镇静、催眠、抗惊厥及麻醉作用,主要在肝脏经肝微粒体酶代谢而消除。本实验通过建立小鼠四氯化碳肝损伤模型,观察肝脏功能状态对戊巴比妥钠催眠作用的影响。

【实验材料】

1. 实验动物　小鼠 40 只,体重 18~22g,雌雄各半。
2. 器材　万分之一电子天平,体重秤,鼠笼,小鼠灌胃针,注射器(1ml),计时器,EP 管(1.5ml),96 孔板,手术直剪,眼科镊,移液器及枪头(200μl),恒温孵育箱,离心机,酶标仪,GPT 和 GOT 酶活性测定试剂盒。
3. 试药及配制
(1)生理盐水,苦味酸,四氯化碳原液,戊巴比妥钠(分析纯)。
(2)5% 苦味酸溶液:称取 5g 苦味酸,加入 100ml 生理盐水,振荡溶解。
(3)0.35% 戊巴比妥钠溶液:称取 35mg 戊巴比妥钠,加入 10ml 的 0.9% 生理盐水溶液,振荡溶解。

【方法与步骤】

1. 小鼠分组与造模　小鼠 40 只,禁食不禁水 12 小时后标记编号、称重,随机分为正常对照组和肝损伤模型组,每组 20 只。小鼠分别灌胃给予空白溶剂或四氯化碳油溶液原液,给药体积 0.05ml/10g。
2. 肝功能检测
(1)取血:造模 90 分钟后,每组 10 只小鼠,拆除眼球采血(至少 0.5ml/ 只)。血样在 37℃ 孵育 30 分钟,3 500r/min 离心 15 分钟,取上层血清分装于 1.5ml EP 管。
(2)酶活性测定:按照试剂盒说明书,检测血清 GPT 和 GOT 酶活性。首先在酶标仪 510nm 波长测定试剂盒标准工作液的光密度(optical density,OD)。以 OD 为横坐标、酶活力单位为纵坐标,建立 GPT 和 GOT 酶活性标准曲线。同法测定全班的小鼠血清样本 OD 值,再通过酶活性标准曲线分别计算小鼠血清 GPT 和 GOT 酶活性。
3. 戊巴比妥钠作用观察　造模 90 分钟后,每组 10 只小鼠,腹腔注射 0.35% 戊巴比妥钠溶液(35mg/kg),给药体积 0.1ml/10g。观察并比较小鼠的活动情况,记录小鼠的给药时间、翻正反射消失时间和恢复时间。计算戊巴比妥钠催眠作用的潜伏期(从腹腔注射给药到实验动物翻正反射消失的间隔时间)和睡眠时间(从实验动物翻正反射消失到恢复的间隔时间)。

4. 肝脏解剖观察　造模 24 小时后,颈椎脱臼法处死小鼠,取出肝脏,观察正常对照组和肝损伤模型组小鼠肝脏外观差异,并拍照。

【结果与处理】

1. 将小鼠血清 GPT 和 GOT 酶活性填入表 3-7,统计分析四氯化碳对小鼠肝功能的影响。

表 3-7　四氯化碳对小鼠肝功能的影响

| 组别 | 编号 | 体重 / g | 四氯化碳 / ml | GPT | | GOT | | 肝脏解剖情况 |
				OD	酶活性 /(U·L⁻¹)	OD	酶活性 /(U·L⁻¹)	
正常对照组	1							
	2							
	3							
	4							
	5							
	6							
	7							
	8							
	9							
	10							
肝损伤模型组	1							
	2							
	3							
	4							
	5							
	6							
	7							
	8							
	9							
	10							

2. 将小鼠的催眠作用潜伏期和睡眠时间填入表 3-8,统计分析四氯化碳所致肝损伤对戊巴比妥钠催眠作用的影响。

表 3-8　四氯化碳所致肝损伤对戊巴比妥钠催眠作用的影响

组别	编号	体重 /g	四氯化碳 /ml	戊巴比妥钠 /ml	催眠作用潜伏期 /min	睡眠时间 /min
正常对照组	1					
	2					
	3					
	4					
	5					
	6					
	7					
	8					
	9					
	10					
肝损伤模型组	1					
	2					
	3					
	4					
	5					
	6					
	7					
	8					
	9					
	10					

【注意事项】

1. 小鼠摘眼球采血方法

(1)左手拇指和示指抓取小鼠双耳及颈后皮肤,小指固定尾部。

(2)使用手术剪剪去小鼠的胡须。

(3)中指将小鼠左侧前肢轻压在胸骨心脏部位,无名指按在腹部,捻动拇指,轻压侧眼部皮肤,使眼球充血突出。

(4)用眼科镊夹取眼球并快速摘取。

(5)捻动拇指与示指,使血液从眼眶内以不同速度垂直流入离心管。

(6)同时用左手中指轻按小鼠心脏部位,以加快心脏泵血速度。

(7)当血液流尽时,采用颈椎脱臼法处死小鼠。

2. 小鼠摘眼球采血可获得约 1.0ml 全血量。采血所用器材和试管必须保持清洁干燥。注意采血现场的室温,一般夏季室内温度保持在 25~28℃、冬季在 15~20℃。采血过程应适度按压心脏,避免用力过度造成小鼠意外死亡。避免血样沾到眼部周围毛发,造成血样污染或溶血。

3. 血清中 GPT 和 GOT 酶活性在 25℃室温可保存 2 天,在 0~4℃可保存 1 周,在 –25℃可保存 1 个月。

4. 使用微量移液器量取液体时,枪头不能混用。使用 96 孔板时,手不能触碰孔板底部。

5. 谷丙转氨酶(GPT)又名丙氨酸转氨酶(alanine aminotransferase,ALT)。谷草转氨酶(GOT)又名天冬氨酸转氨酶(aspartate aminotransferase,AST)。

6. 实验过程中,室温不宜低于 20℃。因温度过低,戊巴比妥钠代谢减慢,小鼠不易苏醒。

7. 小鼠肝损伤组织病理学观察:颈椎脱臼法处死小鼠,取出肝脏,经 10% 福尔马林溶液固定、石蜡包埋、切片,苏木精 - 伊红染色(hematoxylin-eosin staining,HE 染色),在光学显微镜下观察小鼠肝脏组织病理改变。

【思考题】

1. 如何避免溶血情况的发生?
2. 肝功能酶学指标的临床意义是什么?
3. GPT 和 GOT 酶活性检测原理及影响因素是什么?
4. 巴比妥类主要药物有哪些? 选用哪个巴比妥类药物可缩短本实验操作时长?
5. 判断实验动物睡眠及苏醒的指标是什么?
6. 肝药酶诱导剂或肝药酶抑制剂对戊巴比妥钠催眠作用会产生什么影响?

肝功能状态对药物作用的影响(视频 3.4)

(杜俊蓉)

实验 3.5　苯海拉明对组胺的竞争性拮抗作用及 pA$_2$ 测定

【实验目的】

制备离体豚鼠回肠,观察苯海拉明对组胺的竞争性拮抗作用,并了解 pA$_2$ 的测定方法及意义。

【实验原理】

组胺作用于豚鼠回肠的 H$_1$ 受体,引起肠肌收缩。当加入 H$_1$ 受体拮抗剂苯海拉明后,若提高组胺浓度,仍能达到未加拮抗剂前的收缩高度,则表示苯海拉明对组胺呈竞争性拮抗。pA$_2$ 是一种用以表示竞争性拮抗剂作用强度的参数,其意义为当在实验系统中加入一定浓度([B])的拮抗剂,激动剂在提高到原来浓度的 2 倍时就能产生原来浓度的效应水平,这种拮抗剂物质的量浓度的负对数值($-\lg[B]$),即为 pA$_2$。pA$_2$ 的值愈大说明拮抗剂的作用愈强。

【实验材料】

1. 实验动物　豚鼠 1 只,体重 320~350g,雌雄不限。

2. 器材　离体器官恒温浴槽,麦氏浴槽,张力换能器及记录仪等描记装置,剪刀,镊子,培养皿,注射器。

3. 试药及配制

(1)台氏液:1 000ml 台氏液的配方为 NaCl 8.0g、10% KCl 溶液 2.0ml(0.2g)、10% $MgSO_4 \cdot 7H_2O$ 溶液 2.6ml(0.26g)、5% $NaH_2PO_4 \cdot 2H_2O$ 溶液 1.3ml(0.065g)、$NaHCO_3$ 1.0g、1mol/L $CaCl_2$ 溶液 1.8ml(0.2g)、葡萄糖 1.0g。注意:$CaCl_2$ 溶液须在其他基础溶液混合并加蒸馏水稀释之后,方可一面搅拌一面逐滴加入,否则将生成钙盐沉淀,葡萄糖应在临用时加入,加入葡萄糖的溶液不能久置。

(2)磷酸组胺溶液:3.0×10^{-7}mol/L、3.0×10^{-6}mol/L、3.0×10^{-5}mol/L、3.0×10^{-4}mol/L、3.0×10^{-3}mol/L。磷酸组胺($C_5H_9N_3 \cdot 2H_3PO_4$)的相对分子质量为 307.1。

(3)盐酸苯海拉明溶液:3.0×10^{-5}mol/L、3.0×10^{-4}mol/L、3.0×10^{-3}mol/L。盐酸苯海拉明($C_{17}H_{21}ON \cdot HCl$)的相对分子质量为 291.8。

【方法与步骤】

1. 豚鼠肠段的制备　取豚鼠 1 只,用木槌猛击头部致死,迅速开腹,剪取整个空肠及回肠上半段,迅速置于台氏液中,除去肠系膜,将肠内容物冲洗干净,剪成长约 2cm 的小段,放入盛有台氏液的培养皿内备用,水温保持(38 ± 0.5)℃,并通氧气。

2. 取上述备用的回肠一小段,两端用缝针穿线。一端系在通气钩上,放入麦氏浴槽,另一端与张力换能器连接,通过记录仪记录肠段收缩情况。离体回肠在浴槽内稳定约 10 分钟,描记一段基线,再依次在麦氏浴槽内加入下列药液,每加一种药液后观察 2 分钟。当肠段收缩到达顶点时,记录仪暂停描记,放去浴槽中的液体,用台氏液冲洗两次,再加台氏液至固定高度。使基线恢复到用药前的水平后,启动记录仪,继续描记,加入第二种药液进行试验。

(1)依次加入不同量的磷酸组胺。① 3.0×10^{-6}mol/L:0.1ml;② 3.0×10^{-5}mol/L:0.1ml,0.25ml 及 0.5ml;③ 3.0×10^{-4}mol/L:0.1ml,0.25ml 及 0.5ml,使浴槽中磷酸组胺的最终浓度达到 1.0×10^{-8}mol/L(3.0×10^{-6}mol/L × 0.1/30=10^{-8}mol/L)、1.0×10^{-7}mol/L、2.5×10^{-7}mol/L、5.0×10^{-7}mol/L、1.0×10^{-6}mol/L、2.5×10^{-6}mol/L、5.0×10^{-6}mol/L,描记不同浓度磷酸组胺所致的肠段收缩曲线。

(2)在浴槽中加入 3.0×10^{-5}mol/L 盐酸苯海拉明溶液 0.1ml,使其最终浓度为 1.0×10^{-7}mol/L。然后再分别加入不同浓度的磷酸组胺,描记当溶液中有 1.0×10^{-7}mol/L 的盐酸苯海拉明存在时,5.0×10^{-7}mol/L、2.5×10^{-6}mol/L、5.0×10^{-6}mol/L、1.0×10^{-5}mol/L、5.0×10^{-5}mol/L 等浓度磷酸组胺所致的肠段收缩曲线。

(3)接着依次测定溶液中的盐酸苯海拉明最终浓度为 1.0×10^{-6}mol/L、1.0×10^{-5}mol/L 时,对磷酸组胺(可使用 1.0×10^{-6}mol/L、1.0×10^{-5}mol/L、1.0×10^{-4}mol/L 等浓度)的拮抗作用。

3. 计算盐酸苯海拉明对磷酸组胺竞争性拮抗作用的 pA_2

(1)描记完毕,测量每次加入磷酸组胺后的收缩曲线高度,将加盐酸苯海拉明前,磷酸组胺引起的肠段收缩极限高度作为 100%(E_{max}),计算不同浓度组胺(包括加入苯海拉明前后)

引起有肠段收缩高度相当于极限高度的百分率。以磷酸组胺剂量(物质的量浓度)的对数值($\lg[D]$)为横坐标,以收缩高度占极限高度的比值(E/E_{max})为纵坐标,作剂量反应曲线图。

(2) 从剂量反应曲线上求得加苯海拉明前组胺引起 50%($E=\frac{1}{2}E_{max}$)反应所需要的物质的量浓度,以$[A_0]$表示。加入不同浓度苯海拉明后,组胺的剂量反应曲线右移(图3-1)。从曲线上求出苯海拉明存在时,组胺产生 50% 反应所需的物质的量浓度,以$[A_B]$表示。

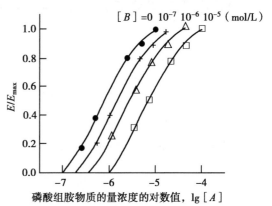

图 3-1　苯海拉明对组胺的竞争性拮抗作用

(3) 以$\lg\left(\dfrac{[A_B]}{[A_0]}-1\right)$为纵坐标,相应的苯海拉明物质的量浓度的负对数($-\lg[B]$)为横坐标,作图得一直线,此直线的方程式为:

$$\mathrm{pA}_x=-\lg[B]+\lg\left(\frac{[A_B]}{[A_0]}-1\right)$$

令$\dfrac{[A_B]}{[A_0]}=x$,则$\mathrm{pA}_x=-\lg[B]+\lg(x-1)$

式中:$[B]$为拮抗剂的物质的量浓度;pA_x表示在$[B]$浓度的拮抗剂存在时,激动剂须加大 x 倍浓度才能达到未加拮抗剂时的效应,即以pA_x表示拮抗剂的拮抗效能。

pA_2表示当某浓度拮抗剂存在时,需将激动剂的浓度加大一倍才能达到未加拮抗剂时的效应,即当$[A_B]=2[A_0]$,$\lg\left(\dfrac{2[A_0]}{[A_0]}-1\right)=0$ 时,$\mathrm{pA}_2=-\lg[B]\cdot\lg[A]$。表示当$\lg(x-1)=0$时,$-\lg[B]$轴的截距即为$\mathrm{pA}_2$(图3-2)。

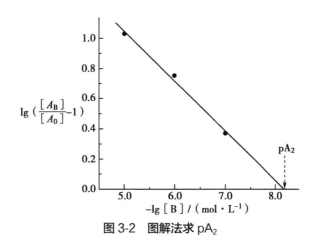

图 3-2　图解法求 pA_2

【结果与处理】

以离体豚鼠回肠进行组胺对组胺受体亲和力测定和苯海拉明与组胺竞争性拮抗实验,所得结果填入表 3-9,试计算 pA_2。

表 3-9 组胺引起离体豚鼠回肠收缩和苯海拉明对组胺竞争性拮抗作用

磷酸组胺浓度 / $(mol \cdot L^{-1})$	盐酸苯海拉明浓度 / $(mol \cdot L^{-1})$							
	0		1.0×10^{-7}		1.0×10^{-6}		1.0×10^{-5}	
	E	E/E_{max}	E	E/E_{max}	E	E/E_{max}	E	E/E_{max}
2.5×10^{-7}	1.7	0.17						
5.0×10^{-7}	3.8	0.38	1.0	0.10				
2.5×10^{-6}	8.0	0.80	4.0	0.40	2.5	0.25		
5.0×10^{-6}	9.0	0.90	7.0	0.70	6.0	0.60	4.0	0.40
1.0×10^{-5}	10.0	1.00	9.0	0.90	8.0	0.80	6.5	0.65
5.0×10^{-5}			9.8	0.98	9.2	0.92	8.5	0.85
1.0×10^{-4}					10.0	1.0	9.5	0.95
5.0×10^{-4}							10.0	1.0

注:E 为磷酸组胺的效应,在本实验中即为回肠的收缩高度(cm),E_{max} 为未加苯海拉明时,磷酸组胺引起的最大效应。

1. 以 $y=E/E_{max}$(各浓度效应与极限效应的比值)为纵轴,激动剂(磷酸组胺)的物质的量浓度的对数值为横轴,作浓度反应曲线图(图 3-1)。从曲线上算出 $y=0.5$(即 50% 效应)时磷酸组胺的物质的量浓度,分别以 $[A_0]$、$[A_{B1}]$、$[A_{B2}]$、$[A_{B3}]$ 表示。

2. 分别算出 $\lg(x-1)$,即 $\lg\left(\dfrac{[A_{B1}]}{[A_0]}-1\right)$,$\lg\left(\dfrac{[A_{B2}]}{[A_0]}-1\right)$,$\lg\left(\dfrac{[A_{B3}]}{[A_0]}-1\right)$。

3. 以 $\lg(x-1)$ 为纵坐标,拮抗剂苯海拉明物质的量浓度的负对数值为横坐标,作一直线图。此直线通过横轴的截距,即 $\lg(x-1)=0$ 时,苯海拉明物质的量浓度的负对数值($-\lg[B]$),即为 pA_2。

从图 3-1 得出 $[A_0]=6.0 \times 10^{-7}$ mol/L,$[A_{B1}]=2.0 \times 10^{-6}$ mol/L,$[A_{B2}]=4.0 \times 10^{-6}$ mol/L,$[A_{B3}]=7.0 \times 10^{-6}$ mol/L。

$$\lg\left(\frac{[A_{B1}]}{[A_0]}-1\right)=\lg\left(\frac{2.0 \times 10^{-6}}{6.0 \times 10^{-7}}-1\right)=\lg\left(\frac{1}{3} \times 10-1\right)=\lg 2.334=0.368$$

$$\lg\left(\frac{[A_{B2}]}{[A_0]}-1\right)=\lg\left(\frac{4.0 \times 10^{-6}}{6.0 \times 10^{-7}}-1\right)=\lg 5.667=0.753$$

$$\lg\left(\frac{[A_{B3}]}{[A_0]}-1\right)=\lg\left(\frac{7.0 \times 10^{-6}}{6.0 \times 10^{-7}}-1\right)=\lg 10.67=1.028$$

以上述各值为纵坐标,相应的 $-\lg[B_1]=-\lg[10^{-7}]=7.0$,$-\lg[B_2]=-\lg[10^{-6}]=6.0$,$-\lg[B_3]=-\lg[10^{-5}]=5.0$ 为横坐标,顺各点的分布趋势作直线。当 $\lg(x-1)=0$ 时,$-\lg[B]=8.2$,此即本实验所得的 pA_2(图 3-2)。

【注意事项】

1. 制备豚鼠肠段时,注意操作规范,尽量避免损伤,以免影响后续收缩功能的测定。

2. 加入药量必须准确,药液可以直接加在浴槽内溶液的液面上。

3. 注意离体实验过程中,要保持豚鼠回肠活性需要三个条件:氧气,合适的缓冲液,合适的温度。

【思考题】

1. pA_2 是一种用以表示竞争性拮抗剂作用强度的参数,其意义是什么?

2. 离体组织器官实验需满足哪些条件?

苯海拉明对组胺的竞争性拮抗作用及 pA_2 测定(视频 3.5)

(张翔南)

实验 3.6 磺胺嘧啶药代动力学参数测定

【实验目的】

1. 掌握药物在家兔体内药代动力学参数测定的原理与方法。

2. 学习家兔血样的收集与处理方法。

【实验原理】

药代动力学是用数学方法定量研究药物在体内的吸收、分布、代谢、排泄的动态过程。通过测定血药浓度随时间变化的规律,采用统计矩算法(非房室模型方法)或房室模型方法计算药物的药代动力学参数,为制订临床用药方案提供实验依据。静脉注射给药的常用药代动力学参数主要包括血药浓度 - 时间曲线下面积(area under curve,AUC)、半衰期(half-life,$t_{1/2}$)、表观分布容积(apparent volume of distribution,V_d)、药物初始浓度(initial drug concentration,C_0)、清除率(clearance,Cl)。AUC 是指以血药浓度(纵坐标)对时间(横坐标)作图,所得曲线下的面积,是评价药物吸收程度的一个重要指标。$t_{1/2}$ 又称消除半衰期,是指药物在体内的量或血药浓度下降一半所需的时间,是表述药物在体内消除快慢的重要参数。V_d 指药物在体内达到动态平衡时体内药物总量按血药浓度分布所需体液的总体积。C_0 是静脉推注给药后的起始血浆浓度,一般通过曲线延伸至 0 时来估算。Cl 是指在单位时间内机体能将相当于多少体积血液中的药物完全清除,即单位时间内从体内消除的药物的表观分布容积。

磺胺类药物是常见的抗感染化学药,对畜禽细菌感染也有良好的治疗效果。血中磺胺在酸性条件下与亚硝酸钠反应生成重氮盐,再与麝香草酚在碱性溶液中发生偶联反应生成橙黄色的偶氮化合物,通过比色法测定磺胺的血药浓度。本实验通过家兔耳缘静脉快速推注磺胺嘧啶钠注射液,采用比色法测定不同时间的血药浓度并计算药代动力学参数。

【实验材料】

1. 实验动物 家兔 6 只,雌雄兼用,体重 2.0~3.0kg。

2. 器材 兔箱,体重秤,万分之一电子天平,静脉留置针(24G),离心管及支架(0.5ml、1.5ml、5ml),移液器及枪头(20µl、200µl、1ml、5ml),无菌注射器(1ml、10ml),高黏性胶布,邦迪苯扎氯铵贴,医用脱脂棉,手术刀片,眼科剪,手术剪,高速台式离心机,紫外-可见分光光度计,旋涡混合器,小动物电动剃毛剪。

3. 试药及配制

(1)生理盐水,三氯醋酸、亚硝酸钠、麝香草酚、氢氧化钠(分析纯),10%磺胺嘧啶钠注射液,磺胺嘧啶钠标准品,肝素钠注射液(12 500U/2ml)。

(2)肝素生理盐水(1 000U/ml):取2ml肝素钠注射液,加入10.5ml生理盐水,振荡混匀即得。

(3)7.5%三氯醋酸溶液:称取7.5g三氯醋酸,加蒸馏水振荡溶解、定容至100ml。

(4)0.5%亚硝酸钠溶液:称取0.5g亚硝酸钠,溶于100ml蒸馏水。

(5)20%氢氧化钠溶液:称取20g氢氧化钠,加蒸馏水振荡溶解、定容至100ml。

(6)0.5%麝香草酚溶液:称取0.5g麝香草酚,加20%氢氧化钠溶液振荡溶解、定容至100ml。

【方法与步骤】

1. 标准曲线制作

(1)磺胺嘧啶钠标准溶液配制:取磺胺嘧啶钠约0.1g,于万分之一电子天平精密称定,置10ml量瓶中,加适量水溶解并稀释至刻度,摇匀即得约10mg/ml的标准溶液。

(2)空白血样准备:取家兔1只,放入兔箱内固定,剃去耳壳外缘兔毛使耳缘静脉充分暴露,75%酒精常规消毒并使血管扩张,行静脉留置针穿刺,将针头尽量由静脉末端刺入,顺血管方向平行、向心端刺入血管,拔出针芯,妥善固定。静脉注射1 000U/ml肝素生理盐水(0.5ml/kg)进行全身肝素化。抗凝处理5分钟后,从静脉留置针采血,弃去前10滴血后,取空白血约5ml。

(3)磺胺嘧啶钠标准溶液光密度值(OD值)测定:取8支5ml离心管,分别编号(1~8号)。按照表3-10各试剂溶液加样量,依序分别加入磺胺嘧啶钠标准溶液、蒸馏水、空白血样(0.2ml)和7.5%三氯醋酸溶液(2.7ml),混匀,低温离心(2 000r/min,5分钟)。取上清液1.5ml,加入0.5%亚硝酸钠溶液(0.5ml),混匀,再加入0.5%麝香草酚溶液(1ml),混匀,紫外-可见分光光度计在525nm波长下测定各管的OD值。

(4)磺胺嘧啶钠标准曲线:以OD值为纵坐标、磺胺嘧啶钠浓度(mg/ml)为横坐标,绘制磺胺嘧啶钠标准曲线。

2. 动物给药及血样采集 另取1只家兔,禁食不禁水12小时后称重,放入兔箱内固定,同前暴露耳缘静脉。在家兔耳缘静脉行静脉留置针穿刺并固定,静脉注射肝素生理盐水(1 000U/ml,0.5ml/kg)。抗凝处理5分钟后,从静脉留置针取空白血样0.5ml,放入空白管,摇匀静置。从静脉留置针注射10%磺胺嘧啶钠注射液(3ml/kg),立即注射1ml生理盐水。分别于给药后5分钟、15分钟、30分钟、60分钟、90分钟、150分钟、180分钟,从静脉留置针采血0.5ml。

3. 血药浓度测定 采血后即刻准确吸取0.2ml血样,加至盛有蒸馏水(0.1ml)的离心管中,混匀。各管加入7.5%三氯醋酸溶液(2.7ml),混匀,低温离心(2 000r/min,5分钟)。上述各管取上清液1.5ml,加入0.5%亚硝酸钠溶液(0.5ml),混匀,再加入0.5%麝香草酚溶液(1ml),混匀。紫外-可见分光光度计在525nm波长下测定各管的OD值。

【结果与处理】

1. 将标准曲线的药物浓度 OD 值填入表 3-10。以 OD 值为纵坐标、磺胺嘧啶钠浓度（mg/ml）为横坐标，绘制磺胺嘧啶钠标准曲线，求出回归方程。

表 3-10 磺胺嘧啶钠标准曲线测定结果

试管编号	1	2	3	4	5	6	7	8
标准溶液取量 /ml	0	0.005	0.01	0.02	0.04	0.06	0.08	0.1
H_2O/ml	0.1	0.095	0.09	0.08	0.06	0.04	0.02	0
空白血样 /ml	0.2	0.2	0.2	0.2	0.2	0.2	0.2	0.2
7.5% 三氯醋酸溶液 /ml	2.7	2.7	2.7	2.7	2.7	2.7	2.7	2.7
离心、取上清(1.5ml)								
0.5% 亚硝酸钠溶液 /ml	0.5	0.5	0.5	0.5	0.5	0.5	0.5	0.5
0.5% 麝香草酚溶液 /ml	1	1	1	1	1	1	1	1
OD 值								
回归方程								

2. 将不同时间点的兔血样 OD 值填入表 3-11。通过磺胺嘧啶钠标准曲线回归方程，分别计算家兔不同给药时间的血药浓度，以血药浓度对取血时间绘制血药浓度 - 时间曲线。

表 3-11 家兔磺胺嘧啶钠血药浓度测定结果

取血时间 /min	空白	5	15	30	60	90	150	180
OD 值								
血药浓度 /($mg\cdot ml^{-1}$)								

3. 采用软件计算静脉注射磺胺嘧啶钠注射液在家兔体内的药代动力学参数，汇总实验结果填入表 3-12，统计分析磺胺嘧啶钠注射液在家兔体内的药代动力学参数。

表 3-12 家兔静脉注射磺胺嘧啶钠药代动力学参数

编号	AUC/($mg\cdot h\cdot L^{-1}$)	$t_{1/2}$/h	V_d/($L\cdot kg^{-1}$)	C_0/($mg\cdot ml^{-1}$)	Cl/($L\cdot h^{-1}$)
1					
2					
3					
4					
5					
6					
均数 ± 标准差					

【注意事项】

1. 耳缘静脉取血前，应尽量剔除耳壳外缘兔毛，使血管暴露充分并避免凝血。

2. 耳缘静脉取血时,可用红外灯或热吹风加温等方法使局部血管充盈,便于采血。

3. 每次采血量要准确。

4. 离心时应将离心管平衡后对称置入,以免损坏离心机。

5. 每次取血前要先将静脉留置针插管中的残血放掉。

磺胺嘧啶药代动力学参数测定(视频 3.6)

【思考题】

1. 给药后采血时间点的设计原则是什么?

2. 药物药代动力学房室模型有哪些?其药理学意义是什么?

3. 常用的血药浓度检测方法有哪些?各有何优缺点?

(杜俊蓉)

实验 4.1　肾上腺素受体激动药和拮抗药对麻醉犬心率和血压的影响

【实验目的】

1. 学习测定麻醉犬血流动力学的实验方法。
2. 观察肾上腺素受体激动药和拮抗药对麻醉犬心率和血压的影响。

【实验原理】

　　肾上腺素受体激动药包括 α 受体激动药(如去甲肾上腺素)、α 和 β 受体激动药(如肾上腺素)、β 受体激动药(如异丙肾上腺素),主要表现为收缩血管、升高血压、兴奋心脏等作用。肾上腺素受体拮抗药则大多产生与上述作用相反的药理效应。上述药物因作用的受体不同,对血流动力学的影响各有不同。通过观察肾上腺素受体激动药和拮抗药对麻醉犬血流动力学的影响,可明确各自的特点,分析药物的作用机制。

【实验材料】

1. 实验动物　犬,2 只,体重 8~10kg,雌雄兼用。
2. 器材　手术台,手术器械,生理信号采集记录系统,压力换能器,注射器。
3. 试药　1% 肝素钠溶液,生理盐水,盐酸赛拉嗪注射液(陆眠宁),0.01% 肾上腺素溶液,0.01% 去甲肾上腺素溶液,0.005% 异丙肾上腺素溶液,0.5% 酚妥拉明溶液,0.05% 美托洛尔溶液。

【方法与步骤】

　　1. 麻醉　犬称重后,前肢肌内注射陆眠宁(0.1~0.15ml/kg)进行麻醉,仰卧位固定于手术台上。

　　2. 行股动脉、股静脉插管术　选择任意一侧的腹股沟部位,触及股动脉搏动,剪去手术野的毛,沿股动脉走向切开皮肤,钝性分离股动脉,结扎远心端,向近心端方向插入预先肝素化的动脉插管,动脉插管经压力换能器与生理信号采集记录系统连接,用于测量犬的动脉血压。同时,分离股静脉,结扎远心端,向近心端插入静脉导管,连接输液装置,用于推注受试药物。

　　3. 给药与血压测定　上述手术完成后,记录麻醉犬给药前的正常心率,以及股动脉收缩压、舒张压和平均动脉压。将 2 只犬随机分为甲组(药物组)和乙组(生理盐水对照组)。甲组犬依次经股静脉缓慢推注以下药物: ①肾上腺素(10μg/kg); ②去甲肾上腺素(10μg/kg); ③异丙肾上腺素(5μg/kg); ④酚妥拉明(150μg/kg); ⑤美托洛尔(5mg/kg)。每次给药后同前记录犬心率与血压,待前一药物作用消失后再给予下一药物。乙组与甲组同时间点给予等体积生理盐水作为阴性对照。

【结果与处理】

1. 将麻醉犬的心率和血压变化记入表 4-1。

表 4-1　肾上腺素受体激动药和拮抗药对麻醉犬心率和血压的影响

药物组(1 号犬):体重____kg; 给药体积:____ml。

对照组(2 号犬):体重____kg; 给药体积:____ml。

药物与编号	心率 / (次·min^{-1})	血压		
		收缩压 /mmHg	舒张压 /mmHg	平均动脉压 /mmHg
给药前				
1 号				
2 号				
肾上腺素				
1 号				
2 号				
去甲肾上腺素				
1 号				
2 号				
异丙肾上腺素				
1 号				
2 号				
酚妥拉明				
1 号				
2 号				
美托洛尔				
1 号				
2 号				

2. 汇总实验结果,统计学分析肾上腺素受体激动药和拮抗药对麻醉犬心率和血压的影响。

【注意事项】

1. 陆眠宁肌内注射时先快(前 1/3)后慢(后 2/3),以角膜反射消失、呼吸心跳平稳、痛觉减退、四肢自然松弛为宜,避免过量。

2. 动脉插管及压力换能器均应肝素化,防止凝固。同时,防止过多的肝素钠进入血液。

3. 手术过程中应尽量减少出血量,妥善固定动静脉导管。

4. 用药剂量均为参考剂量,实验中各药物的推注量可根据结果适时调整。

5. 本实验不作无菌操作要求。

【思考题】

1. 比较肾上腺素、去甲肾上腺素、异丙肾上腺素、酚妥拉明、美托洛尔对心率和血压影响的异同。

2. 肾上腺素、去甲肾上腺素、异丙肾上腺素有哪些药理作用和临床用途?

3. 酚妥拉明、美托洛尔有哪些药理作用和临床用途?

肾上腺素受体激动药和拮抗药对麻醉犬心率和血压的影响(视频 4.1)

(龚其海)

实验 4.2　作用于胆碱能神经系统药物对麻醉犬肠蠕动和唾液腺分泌的影响

【实验目的】

1. 学习观察麻醉犬肠蠕动和唾液腺分泌的方法。

2. 观察作用于胆碱能神经系统药物对麻醉犬肠蠕动和唾液腺分泌的影响。

【实验原理】

作用于胆碱能神经系统的药物乙酰胆碱、毛果芸香碱及阿托品对胃肠道运动、腺体分泌具有不同程度的影响。乙酰胆碱为胆碱能神经的神经递质,对 M 和 N 受体有强大的激动作用,可激动胃肠道平滑肌的 M 受体,使其收缩张力和幅度增加,增强胃肠道蠕动;也可激动唾液腺、泪腺、汗腺等腺体的 M 受体,促进腺体分泌;毛果芸香碱对胃肠道运动和唾液腺分泌具有与乙酰胆碱相似的影响。阿托品为 M 受体竞争性拮抗药,可抑制胃肠道运动和唾液腺分泌。

【实验材料】

1. 实验动物　犬 2 只,体重 8~10kg,雌雄兼用。

2. 器材　手术台,手术器械,生理信号采集记录系统,压力换能器,注射器,自制水囊(气球),滤纸。

3. 试药　1% 肝素钠溶液,生理盐水,盐酸赛拉嗪注射液(陆眠宁),0.01% 毛果芸香碱溶液,0.001% 乙酰胆碱溶液,0.001% 阿托品溶液。

【方法与步骤】

1. 称重、麻醉、固定　犬称重后,前肢肌内注射陆眠宁进行麻醉,仰卧位固定于手术台上。

2. 建立静脉通路　分离股静脉,结扎远心端,向近心端插入静脉导管,连接输液装置,用于推注受试药物。

3. 行空肠水囊植入术　剪去上腹部的毛,于剑突下腹正中线切开上腹部皮肤 5~8cm,打开腹腔,在空肠上端做一长约 1cm 的切口,将预先抽尽空气的水囊植入肠腔并固定,向水囊内注入生理盐水,将水囊出口经导管与压力换能器连接,压力换能器连接于生理信号采集记录系统。肠道蠕动时,肠腔内压力增高,压力变化经水囊传递至压力换能器,即可记录到肠蠕动的频率和张力。

4. 给药并记录麻醉犬的肠蠕动和唾液腺分泌情况　将 2 只犬随机分为甲组(药物组)与乙组(生理盐水对照组)。上述手术完成后,记录每只犬的一段正常肠蠕动和唾液量。甲组犬依次经股静脉缓慢推注以下药物:①乙酰胆碱(2μg/kg);②毛果芸香碱(0.1mg/kg);③阿托品(10μg/kg)。每次给药后记录肠蠕动的频率、张力,滤纸收集唾液、电子天平称重,计算唾液量。待前一药物作用消失后再给予下一药物。乙组与甲组同时间点给予等体积生理盐水作为阴性对照。

【结果与处理】

1. 将麻醉犬的肠蠕动的频率、张力以及唾液量记入表 4-2。

表 4-2　作用于胆碱能神经系统药物对麻醉犬肠蠕动和唾液腺分泌的影响

药物组(1 号犬):体重____kg;给药体积:____ml。
对照组(2 号犬):体重____kg;给药体积:____ml。

药物与编号	肠蠕动		唾液量 /mg
	频率 /(次·min^{-1})	张力 /g	
给药前			
1 号			
2 号			
乙酰胆碱			
1 号			
2 号			
毛果芸香碱			
1 号			
2 号			
阿托品			
1 号			
2 号			

2. 汇总实验结果,统计学分析作用于胆碱能神经系统药物对麻醉犬心率和血压的影响。

【注意事项】

1. 陆眠宁肌内注射时先快(前 1/3)后慢(后 2/3),以角膜反射消失、呼吸心跳平稳、痛觉减退、四肢自然松弛为宜,避免过量。

2. 手术过程中应尽量减少出血,妥善固定静脉导管并保持通畅。

3. 妥善固定水囊,水囊、导管及压力换能器中无气泡。

4. 用药剂量均为参考剂量,实验中各药物的推注量可根据结果适时调整。

5. 本实验不作无菌操作要求。

【思考题】

1. 乙酰胆碱、毛果芸香碱和阿托品对肠蠕动和唾液腺分泌有什么影响?

2. 毛果芸香碱的药理作用有哪些?

3. 阿托品的药理作用有哪些?

作用于胆碱能神经系统药物对麻醉犬肠蠕动和唾液腺分泌的影响(视频 4.2)

(龚其海)

实验 4.3 传出神经系统药物对家兔瞳孔的影响

【实验目的】

1. 观察毛果芸香碱的缩瞳作用和阿托品的扩瞳作用,分析其作用机制并联系临床应用。

2. 学会家兔的滴眼和瞳孔测量方法。

【实验原理】

瞳孔的大小受瞳孔括约肌和瞳孔开大肌的影响,瞳孔括约肌上主要分布有 M 受体。毛果芸香碱滴眼后可激动瞳孔括约肌上 M 受体使瞳孔缩小,阿托品滴眼后可阻断瞳孔括约肌上 M 受体使瞳孔扩大。

【实验材料】

1. 实验动物 家兔 1 只,雌雄不限,体重 1.5~2.0kg。

2. 器材 兔固定器,剪刀,量瞳尺,滴管等。

3. 试药及配制

(1) 1% 硝酸毛果芸香碱溶液:称取 1g 硝酸毛果芸香碱(分析纯),加入 100ml 纯水,振荡溶解。

(2) 1% 硫酸阿托品溶液:称取 1g 硫酸阿托品(分析纯),加入 100ml 纯水,振荡溶解。

【方法与步骤】

1. 取家兔 1 只,放入兔固定器内,用剪刀剪去眼睑的睫毛,在自然光下用量瞳尺分别测定两眼瞳孔的大小。

2. 将兔下眼睑拉成杯状,并用手指压迫鼻泪管,分别滴入 3 滴如下溶液:左眼 1% 硝酸毛果芸香碱,右眼 1% 硫酸阿托品;1 分钟后放下眼睑,15 分钟后在自然光下再用量瞳尺分别测量两眼瞳孔的大小。

3. 兔左眼瞳孔明显缩小后,再于兔左眼滴入 3 滴如下溶液:1% 硫酸阿托品。10 分钟后再次测量瞳孔的大小。

【结果与处理】

将实验结果记入表 4-3。

表 4-3 传出神经系统药物对家兔瞳孔的作用

眼睛	用药前瞳孔直径 /mm	药物及用量	用药后瞳孔直径 /mm
左		1% 硝酸毛果芸香碱溶液	
		1% 硫酸阿托品溶液	
右		1% 硫酸阿托品溶液	

【注意事项】

1. 测量瞳孔时,光照强度及角度应前后一致。
2. 滴药水时应按压鼻泪管,防止药水进入鼻腔,经鼻黏膜吸收。

传出神经系统药物对家兔瞳孔的影响(视频 4.3)

　　3. 测量家兔瞳孔时不要刺激角膜,测量前后光线强度、角度及方向应保持一致。

　　4. 滴眼时,将下眼睑拉开,使成杯状,并用手指按住鼻泪管,滴入药液后,使其在眼睑内保留 1 分钟,然后可将手放开,任其溢出。

　　5. 实验动物应在 1 周内没有使用过眼药。

【思考题】

阿托品有哪些临床应用? 并说明原理。

(张雪梅)

实验 4.4   传出神经系统药物对豚鼠离体回肠的作用

【实验目的】

观察记录离体豚鼠消化道平滑肌的生理特性,分析药物对豚鼠消化道平滑肌张力的影响及其作用机制。

【实验原理】

消化道平滑肌具有自动节律性,富于伸展性,对化学物质、温度变化及牵张刺激较敏感等生理特性。离体肠平滑肌置于适宜的液体中,仍能进行节律性活动,并对温度、pH 环境变化表现不同的反应。当交感神经兴奋时,其末梢释放的递质去甲肾上腺素或体液中的肾上腺素,作用于消化道平滑肌细胞膜上的 α、β 受体,从而使平滑肌运动减慢减弱。当迷走神经兴奋时,末梢释放递质乙酰胆碱,作用于平滑肌细胞膜上的 M 受体,从而使平滑肌运动加快、加强。因此,当给予相应药物(如受体激动药或受体拮抗药)于灌流液中时,平滑肌舒缩活动也发生相应变化。

机体大多数器官接受胆碱能神经和去甲肾上腺素能神经双重支配,两类神经兴奋时产生的效应相反而以优势支配的神经效应为主。胃肠平滑肌以胆碱能神经支配占优势,分布有高密度的 M 受体,同时也有一定密度的 α、β 受体分布,乙酰胆碱等拟胆碱药可兴奋 M 受体,引起回肠平滑肌收缩,张力增强,收缩幅度加大。M 受体拮抗药则可拮抗 M 受体激动药收缩回肠平滑肌的作用,拟肾上腺素药则可激动 α、β 受体,引起胃肠平滑肌舒张,张力下降。

【实验材料】

1. 实验动物　豚鼠 1 只,雌雄不限,体重 320~350g。
2. 器材　生物信号采集与分析系统,张力换能器,超级恒温水浴槽,麦氏浴槽,铁架台,试管夹,微调夹,双凹夹,"L"形钩,氧气供应系统,手术缝针,手术线,医用手套,持针钳,量筒,烧杯,培养皿,手术剪,镊子。
3. 试药及配制
(1) 洛氏液:9g NaCl、0.42g KCl、0.24g $CaCl_2$、0.2g $NaHCO_3$、1.0g 葡萄糖,加蒸馏水至 1 000ml,临用前新鲜配制。
(2) 0.01% 肾上腺素溶液,0.01% 去甲肾上腺素溶液,0.01% 异丙肾上腺素溶液,0.1% 酚妥拉明溶液,0.01% 氯化乙酰胆碱溶液,0.1% 阿托品溶液,1% 普萘洛尔溶液。

【方法与步骤】

1. 标本制作　取豚鼠用钝器猛击头枕部致其昏迷,迅速剖开腹腔,找到小肠回盲部,剪取长度约 20~30cm 回肠一段,置于通氧气的 37℃洛氏液内轻轻漂洗,待肠腔内容物排净后,将其分为数段,每段长约 2cm,置上述洛氏液中备用。
2. 实验装置连接　将麦氏浴槽用试管夹固定在铁架台上,超级恒温水浴槽通过软管与麦氏浴槽连接,注意上口为入水口,下口为出水口。将张力换能器固定于铁架台微调夹上,通过导线连接在生物信号采集与分析系统 1 通道。用量筒量取 20ml 洛氏液倒入麦氏浴槽中,标记液面高度。
3. 肠段连接　取备用肠段,于两端呈对角方式使用手术缝针穿线,其中一端连接固定于"L"形钩弯钩处顶端,并将"L"形钩与肠段一起转移到麦氏浴槽中,肠段另一端固定于张力换能器连接处。"L"形钩固定于铁架台双凹夹。调整张力换能器位置使手术缝线处于垂直位置并保持一定的松紧度。将氧气供应管通过针头从麦氏浴槽底部向槽内洛氏液中通气,保持在实验过程中,整个肠段处于供氧环境中。
4. 开始实验　运行电脑中的生物信号采集与分析系统,点击下拉菜单中的实验模块,选择药理中的药物对离体肠的作用,点击开始实验,进入张力记录窗口。点击三角形开始按钮,即可开始记录张力换能器测定的张力值。保持张力换能器空载,并右键点击窗口界面,在弹出框中选择拾取零值,将张力值归零。调节微调夹旋钮,使张力换能器与肠段之间的手术缝线慢慢拉紧,并最终将张力值稳定保持在 1.0g 左右,作为基线。将肠段保持在此状态下 20~30 分钟,使其处于最佳活动状态。
5. 传出神经系统药物对离体肠作用　观察药物作用引起的平滑肌张力变化。每次给药前应保持肠段张力值处于 1.0g 一段时间,以便观察药物作用的影响,给药时,通过注射器将药物直接加入麦氏浴槽洛氏液中,同时在张力记录页面作给药标记。观察完药物的作用后,排空洛氏液,并用洛氏液清洗肠段 2 次。再加入 20ml 洛氏液,并将肠段稳定一段时间,以便继续给药。

(1)加入 0.01% 氯化乙酰胆碱溶液 0.2ml 于麦氏浴槽洛氏液中,当张力曲线达到最高峰时,立即加入 0.1% 阿托品溶液 0.2ml,作用 3~5 分钟后,再加入 0.01% 氯化乙酰胆碱溶液 0.2ml,观察记录张力变化情况。

(2)分别加入 0.01% 肾上腺素溶液、0.01% 去甲肾上腺素溶液、0.01% 异丙肾上腺素溶液各 0.3ml 于麦氏浴槽洛氏液中,观察记录张力变化情况。

(3)加入 0.1% 酚妥拉明溶液 0.8ml 于麦氏浴槽洛氏液中,作用 2 分钟后分别加入 0.01% 肾上腺素溶液、0.01% 去甲肾上腺素溶液、0.01% 异丙肾上腺素溶液各 0.3ml 于麦氏浴槽洛氏液中,观察记录张力变化情况。

(4)加入 1% 普洛萘尔溶液 0.2ml 于麦氏浴槽洛氏液中,作用 2 分钟后分别加入 0.01% 肾上腺素溶液、0.01% 去甲肾上腺素溶液、0.01% 异丙肾上腺素溶液各 0.3ml 于麦氏浴槽洛氏液中,观察记录张力变化情况。

【结果与处理】

1. 记录豚鼠离体回肠正常状态张力曲线图。

2. 记录各种药物对离体回肠张力变化曲线图,选取加药前后张力变化对比明显的一段张力曲线,保存到 word 文件。

【注意事项】

1. 制备豚鼠回肠标本,必须注意持续供氧,并保持一定温度。

2. 张力换能器连接过程中,注意不要拉扯,以免损伤换能器。

3. 肠段连接固定于"L"形钩后,应尽快转移到麦氏浴槽中,在整个过程中应避免用力牵拉肠段,使其丧失自发蠕动活性。在装入麦氏浴槽后,应调整手术缝线位置,避免肠段黏附在"L"形钩或者麦氏浴槽内壁上。

传出神经系统药物对豚鼠离体回肠的作用
(视频 4.4)

4. 在给麦氏浴槽内的洛氏液通氧气时,应注意调节氧气流速,避免产生较大的气泡,影响到肠段的张力。

5. 给药要直接加到洛氏液中,不要加到麦氏浴槽内壁上,加药要迅速,以便使得洛氏液中药物浓度瞬间达到工作浓度,但注意加药过程要避免触碰手术缝线。

【思考题】

不同药物对肠段的张力变化的特点及其原理是什么?

(张雪梅)

实验 4.5 传出神经系统药物对小鼠肠蠕动功能的影响

【实验目的】

1. 掌握小鼠肠蠕动功能的检测方法。

2. 熟悉胆碱酯酶抑制剂新斯的明、M 受体拮抗药阿托品对小鼠肠蠕动的影响。

3. 了解具有促进或抑制小肠蠕动药物及作用机制的研究方法。

【实验原理】

小肠平滑肌上存在 M 受体,当 M 受体兴奋时,小肠平滑肌兴奋,肠蠕动加快,当 M 受体被阻断时,肠蠕动减慢。本实验观察胆碱酯酶抑制剂新斯的明、M 受体拮抗药阿托品对小鼠胃肠平滑肌的作用。

【实验材料】

1. 实验动物 小鼠 6 只,雌雄各半,体重 18~22g。
2. 器材 天平,注射器(1ml),灌胃针,手术剪,手术镊,搪瓷托盘。
3. 药品 生理盐水,0.25% 硫酸阿托品溶液,0.001% 甲硫酸新斯的明溶液,碳素墨水,苦味酸。

【方法与步骤】

1. 小鼠实验前禁食不禁水 12 小时,取 6 只随机分为 3 组,编号。第一组腹腔注射 0.25% 硫酸阿托品溶液 0.1ml/10g,第二组腹腔注射 0.001% 甲硫酸新斯的明溶液 0.1ml/10g,第三组腹腔注射生理盐水 0.1ml/10g。

2. 给药 10 分钟后,每只小鼠灌胃碳素墨水 0.2ml。15 分钟后处死小鼠,打开腹腔并分离肠系膜,剪取上端至幽门,下端至回盲部的肠管,置于托盘上。轻轻将小肠拉成直线,测量肠管长度作为"小肠总长度";测量从幽门至墨水前沿的距离作为墨水在"肠内推进距离",并计算墨水推进率。

$$墨水推进率(\%) = \frac{墨水在肠内推进距离(cm)}{小肠总长度(cm)} \times 100\%$$

【结果与处理】

将实验结果记入表 4-4。汇总实验结果,统计学分析阿托品、新斯的明组对小鼠肠蠕动功能的影响。

表 4-4 阿托品、新斯的明对小鼠肠蠕动功能的影响

组别	编号	小肠总长度 /cm	肠内推进距离 /cm	推进率 /%
0.25% 硫酸阿托品溶液	1			
	2			
0.001% 甲硫酸新斯的明溶液	1			
	2			
生理盐水	1			
	2			

【注意事项】

1. 开始给药至处死实验动物的时间必须准确,以免时间不同造成实验误差。

2. 实验动物体重越相近越好,最好用平均体重为 23~25g 的小鼠,肠管比较粗大,易于操作。

3. 肠推进距离观察的着色剂,可用 10% 活性炭溶液或其他颜料(1% 卡红溶液) 0.2ml/10g 灌胃。

4. 解剖及移动肠道等操作动作轻柔,尽可能做到水平,尽量不要竖直,以免造成误差。

传出神经系统药物对小鼠肠蠕动功能的影响(视频 4.5)

【思考题】

1. 实验前小鼠禁食的必要性是什么?

2. 除了传出神经系统的药物,还有哪些药物可以影响肠道蠕动?具体机制是什么?

（张雪梅）

实验 4.6　有机磷农药中毒及解救

【实验目的】

了解有机磷农药中毒时机体的症状,观察药物的治疗作用。

【实验原理】

有机磷农药中毒后,机体内胆碱酯酶活力降低,不能充分水解乙酰胆碱。大量乙酰胆碱堆积引起 M 受体和 / 或 N 受体兴奋,表现出传出神经广泛兴奋的症状。阿托品能拮抗 M 受体,可对抗有机磷农药中毒引起的 M 受体兴奋,但不能对抗 N 受体兴奋作用,也不能活化胆碱酯酶。解磷定能使被有机磷抑制的酶活化,恢复酶功能,解除有机磷农药中毒引起的各种症状。

【实验材料】

1. 实验动物　家兔 1 只,2.0~3.0kg,雌雄不限。

2. 器材　兔固定箱,婴儿秤,注射器,游标卡尺,酒精棉球,干棉球,纱布手套等。

3. 药品　5% 敌百虫溶液,0.5% 阿托品溶液,2.5% 碘解磷定。

【方法与步骤】

1. 取家兔称重。

2. 观察并记录家兔活动情况、呼吸情况(如频率、幅度等),测量家兔瞳孔大小,唾液分泌情况、大小便、肌张力及有无震颤等。

3. 将家兔固定在兔箱内,腹腔注射 5% 敌百虫溶液 3ml/kg。注射完毕后,密切观察并记录上述生理指标和各中毒症状出现时间。

4. 当中毒症状明显后,家兔耳缘静脉注射 0.5% 阿托品溶液 1mg/kg;立即观察并记录上述生理指标,并迅速耳缘静脉注射 2.5% 碘解磷定 2ml/kg。注射后观察并记录家兔生理指标。

【结果与处理】

记录和比较家兔给药前后各项指标的变化情况（表4-5）。

表4-5　家兔有机磷农药中毒及解救的观察指标

观察指标	中毒前	敌百虫后	阿托品	碘解磷定
一般情况				
呼吸				
唾液分泌				
大小便				
肌张力				
肌震颤				
瞳孔大小				

【注意事项】

1. 敌百虫可通过皮肤吸收，接触皮肤后应立即用清水冲洗。切勿使用肥皂，因敌百虫在碱性环境中可转变为毒性更强的敌敌畏。

2. 解救药物应事先准备好，待中毒症状明显后立即解救。

3. 测量瞳孔时，应保持光线强弱前后一致。

4. 应避免家兔中毒过深，及时注射解药。

**有机磷农药
中毒及解救**
（视频 4.6）

（张雪梅）

【思考题】

1. 哪些症状是 M 受体兴奋症状？哪些是 N 受体兴奋症状？

2. 有机磷农药中毒应用什么药物解救？

实验 5.1　地西泮对小鼠自发活动的影响

【实验目的】

1. 观察地西泮对小鼠自发活动的影响。
2. 学习小鼠自发活动记录仪的使用方法。

【实验原理】

自发活动是动物的生理特征,自发活动的多少可以反映中枢兴奋或抑制状态。地西泮为镇静催眠药,可以加强中枢抑制性神经递质 γ- 氨基丁酸(γ-aminobutyric acid,GABA)的功能,产生中枢抑制效应从而明显减少小鼠的自发活动。自发活动记录仪记录小鼠额定时间内在活动计数盒中自发活动时阻断光束的次数,将其转换成光电脉冲信号,经微电脑处理后,由数字显示管显示并记录自发活动数,可用于观察药物对小鼠自发活动的影响。

【实验材料】

1. 实验动物　小鼠 4 只,雌雄各半,体重 18~22g。
2. 器材　小鼠自发活动记录仪,体重秤,万分之一电子天平,1ml 注射器,医用手套,鼠笼。
3. 试药及配制
(1)灭菌纯水,地西泮,丙二醇,乙醇。
(2)空白溶剂:将丙二醇、乙醇和水以 5:1:4(丙二醇:乙醇:水)的比例混合均匀。
(3)0.2% 地西泮溶液:称取 0.2g 地西泮,加入空白溶剂振荡溶解,定容至 100ml。

【方法与步骤】

1. 小鼠禁食不禁水 12 小时后,标记、称重,随机分成溶剂对照组、地西泮组,每组 2 只。
2. 打开小鼠自发活动记录仪,检查活动计数盒光路是否通畅以及各计数盒初始活动次数是否为"0",设置时间参数。
3. 取各组小鼠置于自发活动记录仪内,注意记录各组小鼠所在的位置,使其适应环境约 5 分钟。然后开始计数,记录 5 分钟内的活动次数,作为给药前的对照值。
4. 将小鼠取出,地西泮组腹腔注射地西泮溶液(20mg/kg),给药体积 0.1ml/10g,溶剂对照组小鼠同法给予等体积空白溶剂。

5. 注射后,将小鼠放回自发活动记录仪内,开始计数,每隔 5 分钟记录一次活动次数,共记录至 25 分钟。

【结果与处理】

1. 将上述实验结果填入表 5-1。分别计算溶剂对照组和地西泮组小鼠不同时间的自发活动抑制率。结合全班的实验结果,统计分析地西泮对小鼠自发活动的影响。

$$自发活动抑制率(\%) = \frac{注射后自发活动次数 - 注射前自发活动次数}{注射前自发活动次数}$$

表 5-1　地西泮对小鼠自发活动次数的影响

组别	性别	编号	体重/g	给药体积/ml	注射前自发活动/次	注射后自发活动/次				
						5min	10min	15min	20min	25min
溶剂对照组	雄性	1								
	雌性	2								
地西泮组	雄性	1								
	雌性	2								

2. 汇总各组实验结果,分别计算对照组和地西泮组小鼠在注射后不同时间自发活动抑制率的平均数 ± 标准差(表 5-2),统计学分析地西泮对小鼠自发活动的影响。

表 5-2　地西泮对小鼠自发活动的抑制作用

组别		编号										自发活动抑制率/%
		1	2	3	4	5	6	7	8	9	10	
溶剂对照组	5min											
	10min											
	15min											
	20min											
	25min											
地西泮组	5min											
	10min											
	15min											
	20min											
	25min											

【注意事项】

1. 实验环境要求安静,有条件的可在隔音室内进行。

2. 实验动物活动与饮食条件、昼夜及生活环境等有密切关系,观察自发活动应控制好上述实验条件。

地西泮对小鼠自发活动的影响(视频 5.1)

3. 实验动物宜事先禁食 12 小时,以增加自发活动。

【思考题】

1. 用本方法测定小鼠自发活动应注意哪些问题?适用于哪些药物?
2. 镇静催眠药的分类及其代表药物是什么?
3. 地西泮的镇静作用机制是什么?

(陈 忠 阮叶萍)

实验 5.2 地西泮对小鼠惊厥的拮抗作用

【实验目的】

1. 观察地西泮的抗惊厥作用。
2. 学习制作实验动物惊厥模型的方法。

【实验原理】

惊厥是中枢神经系统过度兴奋的一种症状,表现为全身骨骼肌不自主地强烈收缩,呈强直性或阵挛性抽搐。尼可刹米是直接兴奋延髓呼吸中枢的中枢兴奋药,大剂量可引起中枢过度兴奋,诱发惊厥。地西泮具有镇静、催眠、抗惊厥作用,能对抗中枢过度兴奋引起的惊厥反应。

【实验材料】

1. 实验动物 小鼠 4 只,雌雄各半,体重 18~22g。
2. 器材 体重秤,万分之一电子天平,1ml 注射器,医用手套,鼠笼。
3. 试药及配制
(1)生理盐水,灭菌纯水,尼可刹米注射液,地西泮,丙二醇,乙醇。
(2)2.5% 尼可刹米溶液:取尼可刹米注射液(0.375g/1.5ml),用生理盐水稀释定容至 15ml。
(3)空白溶剂:将丙二醇、乙醇和水以 5:1:4(丙二醇:乙醇:水)的比例混合均匀。
(4)0.2% 地西泮溶液:称取 0.2g 地西泮,加入空白溶剂振荡溶解,定容至 100ml。

【方法与步骤】

1. 分组 取小鼠 4 只,称重,标记,随机分为地西泮组和溶剂对照组,每组 2 只。
2. 给药 地西泮组小鼠腹腔注射 0.2% 地西泮溶液(20mg/kg),给药体积 0.1ml/10g,溶剂对照组小鼠同法给予等量空白溶剂。10 分钟后,全部小鼠腹腔注射 2.5% 尼可刹米溶液(250mg/kg),给药体积 0.1ml/10g。
3. 观察 给药后观察小鼠有无兴奋、竖尾、惊厥(后脚伸直、直立跳跃)和死亡的现象发生。

【结果与处理】

1. 将上述观察到的结果填入表 5-3。

表 5-3　地西泮对尼可刹米致小鼠惊厥的影响

组别	性别	编号	体重 /g	给药体积 /ml	尼可刹米反应		
					兴奋	惊厥	死亡
溶剂对照组	雄性	1					
	雌性	2					
地西泮组	雄性	1					
	雌性	2					

2. 汇总实验结果(表 5-4),分别计算溶剂对照组和地西泮组小鼠的惊厥发生率(%)和死亡率(%),统计分析地西泮对尼可刹米所致小鼠惊厥的拮抗作用。

表 5-4　地西泮对尼可刹米致小鼠惊厥的拮抗作用

组别	编号										惊厥率 /%	死亡率 /%
	1	2	3	4	5	6	7	8	9	10		
溶剂对照组												
地西泮组												

【注意事项】

1. 在实验中应注意所用药物剂量的准确性。
2. 注射过量尼可刹米的小鼠比较兴奋,操作时应注意安全。

【思考题】

1. 地西泮抗惊厥的机制是什么?
2. 地西泮的抗惊厥作用有哪些临床应用?
3. 临床常用的抗惊厥药物有哪些?

地西泮对小鼠
惊厥的拮抗作
用(视频 5.2)

(陈　忠　阮叶萍)

实验 5.3　药物对最大电休克癫痫发作模型的作用

【实验目的】

观察苯妥英钠和丙戊酸钠对小鼠最大电休克癫痫发作(maximal electroshock seizure, MES)模型的作用。

【实验原理】

MES 模型是在小鼠双侧耳翼连接鼠最大电休克仪,通电刺激诱发最大电休克癫痫发作。该模型主要用于模拟癫痫患者全身性发作的强直阵挛性发作。

【实验材料】

1. 实验动物　小鼠 6 只,雌雄各半,体重 25~30g。

2. 器材　鼠最大电休克仪,体重秤,万分之一电子天平,1ml 注射器,医用手套,鼠笼,秒表。

3. 试剂及配制

(1)生理盐水,苯妥英钠,丙戊酸钠。

(2)1% 苯妥英钠溶液:取苯妥英钠粉末 1g,加入生理盐水振荡溶解,定容至 100ml。

(3)4% 丙戊酸钠溶液:取丙戊酸钠粉末 4g,加入生理盐水振荡溶解,定容至 100ml。

【方法与步骤】

1. 分组　将小鼠随机分为三组,分别为溶剂对照组、丙戊酸钠组和苯妥英钠组,每组 2 只,标记、称重。

2. 给药　给药组分别腹腔注射 4% 丙戊酸钠溶液(200mg/kg)或 1% 苯妥英钠溶液(50mg/kg),注射量均为 0.05ml/10g,溶剂对照组同法给予等体积生理盐水,并记录给药时间。

3. 给药 30 分钟后,在小鼠双耳涂抹适量生理盐水以增加导电性,将鳄鱼夹夹于实验动物双侧耳翼,通过鼠最大电休克仪通电刺激(50Hz,0.2 秒,电流强度为 25mA),诱发最大电休克癫痫发作。观察小鼠强直阵挛癫痫发作的概率:小鼠强直阵挛癫痫发作先表现肢体强直性弯曲,随即后肢强直性伸展,最后出现阵挛性癫痫发作。对小鼠癫痫发作评定等级为 1 级:跑动;2 级:前肢强直;3 级:后肢强直。

4. 记录小鼠在此模型中癫痫最大发作等级、到达 3 级发作潜时、3 级发作持续时间以及小鼠死亡率。

【结果与处理】

1. 将观察到的结果填入表 5-5。

表 5-5　抗癫痫药对小鼠最大电休克癫痫发作的影响

组别	性别	编号	体重/g	给药体积/ml	最大发作等级	到达 3 级发作潜时/s	3 级发作持续时间/s	是否死亡
溶剂对照组	雄性	1						
	雌性	2						
丙戊酸钠组	雄性	1						
	雌性	2						
苯妥英钠组	雄性	1						
	雌性	2						

2. 汇总各组实验数据(表 5-6)。

表 5-6　抗癫痫药对小鼠最大电休克癫痫发作的拮抗作用

组别	编号										平均数 ±标准差
	1	2	3	4	5	6	7	8	9	10	
溶剂对照组　最大发作等级											
到达 3 级发作潜时/s											
3 级发作持续时间/s											

续表

组别		编号										平均数 ± 标准差
		1	2	3	4	5	6	7	8	9	10	
丙戊酸钠组	最大发作等级											
	到达 3 级发作潜时 /s											
	3 级发作持续时间 /s											
苯妥英钠组	最大发作等级											
	到达 3 级发作潜时 /s											
	3 级发作持续时间 /s											

【注意事项】

本实验所用 MES 刺激仪使用前须将鳄鱼夹完全湿润后再夹住小鼠耳朵,否则会因阻抗过大导致癫痫诱导失败。

【思考题】

1. 苯妥英钠与丙戊酸钠的抗癫痫作用及适应证有何区别?
2. MES 模型可用于模拟何种类型的癫痫发作?

药物对最大电休克癫痫发作模型的作用(视频 5.3)

(陈 忠 阮叶萍)

实验 5.4 药物对戊四唑诱导的癫痫急性发作的影响

【实验目的】

观察苯妥英钠和丙戊酸钠对戊四唑诱导的小鼠急性癫痫发作模型的作用。

【实验原理】

戊四唑(pentylenetetrazole,PTZ)是一种 $GABA_A$ 受体拮抗药,腹腔注射给药后,可拮抗小鼠脑内 $GABA_A$ 受体的神经抑制功能,导致小鼠急性癫痫发作。PTZ 模型主要用于模拟临床癫痫小发作及肌阵挛性发作。

【实验材料】

1. 实验动物 小鼠 6 只,雌雄各半,体重 25~30g。
2. 器材 体重秤,1ml 注射器,医用手套,鼠笼,秒表,万分之一电子天平。
3. 试剂及配制
(1)生理盐水,苯妥英钠,丙戊酸钠,戊四唑。
(2)1% 苯妥英钠溶液:取苯妥英钠粉末 1g,加入生理盐水振荡溶解,定容至 100ml。
(3)4% 丙戊酸钠溶液:取丙戊酸钠粉末 4g,加入生理盐水振荡溶解,定容至 100ml。
(4)1% 戊四唑溶液:取戊四唑粉末 1g,加入生理盐水振荡溶解,定容至 100ml。

【方法与步骤】

1. 分组　将小鼠随机分为三组,溶剂对照组、丙戊酸钠组和苯妥英钠组,每组2只,标记、称重。

2. 给药　给药组分别腹腔注射4%丙戊酸钠溶液(200mg/kg)和1%苯妥英钠溶液(50mg/kg),注射量均为0.05ml/10g,并记录给药时间。对照组同法给予等体积生理盐水。

3. 给药30分钟后,给小鼠腹腔注射1% PTZ溶液(100mg/kg),注射量为0.1ml/10g。观察PTZ给药后30分钟内动物癫痫发作行为情况。小鼠PTZ模型行为学评价分级标准为0级:无反应;1级:呆滞、耳朵和面部抽动;2级:全身性地抽动但不摔倒,也无前肢抬起;3级:一侧前肢抬起并不摔倒;4级:双侧前肢抬起并不摔倒;5级:背部着地摔倒,全身性大发作;6级:全身强直阵挛发作直至后肢强直。

4. 记录小鼠在注射PTZ后30分钟内的癫痫最大发作等级、到达4级和6级发作潜时以及小鼠死亡率。

【结果与处理】

1. 将观察到的结果填入表5-7。

表5-7　抗癫痫药对PTZ诱导的小鼠癫痫急性发作的影响

组别	性别	编号	体重/g	给药体积/ml	最大发作等级	到达4级发作潜时/s	到达6级发作潜时/s	是否死亡
生理盐水	雄性	1						
	雌性	2						
苯妥英钠	雌性	2						
	雄性	1						
	雌性	2						

2. 汇总各组实验数据,填入表5-8。

表5-8　抗癫痫药对PTZ诱导的小鼠癫痫急性发作的拮抗作用

组别 \ 编号		1	2	3	4	5	6	7	8	9	10	均数±标准差
生理盐水	最大发作等级											
空白对照	到达4级发作潜时/s											
	到达6级发作潜时/s											
丙戊酸钠	最大发作等级											
	到达4级发作潜时/s											
	到达6级发作潜时/s											
苯妥英钠	最大发作等级											
	到达4级发作潜时/s											
	到达6级发作潜时/s											

3. 计算各组动物的死亡率（P）。以组别为横坐标、各组数据（时间或等级）为纵坐标,做柱状图,分别计算各组数据的均数 ± 标准差,并统计分析丙戊酸钠和苯妥英钠对 PTZ 诱导的小鼠急性癫痫发作的拮抗作用。

【注意事项】

注意给药剂量的准确性。

【思考题】

1. 苯妥英钠和丙戊酸钠的抗癫痫作用机制分别是什么?
2. 对癫痫大发作和小发作均有效的抗癫痫药主要有哪些?

药物对戊四唑诱导的癫痫急性发作的影响（视频 5.4）

（陈 忠 阮叶萍）

实验 5.5 氯丙嗪对小鼠体温的影响

【实验目的】

观察氯丙嗪对正常小鼠体温的影响,了解氯丙嗪降温作用的特点。

【实验原理】

氯丙嗪对下丘脑体温调节中枢有很强的抑制作用,通过干扰恒温控制功能,使体温随环境温度的变化而变化,不仅使发热机体降温,还影响正常体温。

【实验材料】

1. 实验动物 小鼠 8 只,雌雄各半,体重 18~22g。
2. 器材 电子体温计,鼠笼,体重秤,万分之一电子天平,1ml 注射器,冰袋,液体石蜡。
3. 试药及配制
(1)生理盐水,氯丙嗪。
(2)0.08% 氯丙嗪溶液:称取氯丙嗪粉末 80mg,加入生理盐水振荡溶解,定容至 100ml。

【方法与步骤】

1. 实验动物分组 小鼠 8 只,标记、称重,随机分成生理盐水组、氯丙嗪组,每组 4 只。
2. 注射前小鼠体温测量 电子体温计金属头部涂抹液体石蜡,缓慢插入小鼠肛门,放置 3~5 分钟后取出并记录体温。
3. 给药 氯丙嗪组小鼠腹腔注射给予 0.08% 氯丙嗪溶液(8mg/kg),给药体积为 0.1ml/10g,生理盐水组小鼠同法给予等体积生理盐水。
4. 冰浴 注射后生理盐水组和氯丙嗪组分别取 2 只小鼠置于冰浴的玻璃烧杯中,剩余的生理盐水组和氯丙嗪组各 2 只小鼠室温放置。
5. 注射后小鼠体温测量 分别在给药后 10 分钟、20 分钟和 30 分钟各测体温一次,并观察小鼠的活动情况。

【结果与处理】

1. 将上述观察到的体温数据填入表 5-9。

表 5-9　氯丙嗪对小鼠体温的影响

组别	环境	性别	编号	体重 /g	给药体积 /ml	给药前体温 /℃	给药后体温 /℃		
							10min	20min	30min
生理盐水组	室温	雄性	1						
		雌性	2						
	冰浴	雄性	1						
		雌性	2						
氯丙嗪组	室温	雄性	1						
		雌性	2						
	冰浴	雄性	1						
		雌性	2						

2. 汇总各组实验结果填入表 5-10,统计分析氯丙嗪对小鼠体温的调节作用。

表 5-10　氯丙嗪对小鼠体温的调节作用

组别			编号										体温 /℃
			1	2	3	4	5	6	7	8	9	10	
生理盐水组	室温	10min											
		20min											
		30min											
	冰浴	10min											
		20min											
		30min											
氯丙嗪组	室温	10min											
		20min											
		30min											
	冰浴	10min											
		20min											
		30min											

【注意事项】

　　1. 体温计插入深度和时间要始终保持一致,以减少误差。

　　2. 实验室温度应保持恒定。

【思考题】

　　1. 氯丙嗪的降温特点是什么?

　　2. 试比较氯丙嗪和解热镇痛药用于降低体温的差异之处是什么?

氯丙嗪对小鼠
体温的影响
(视频 5.5)

（陈　忠　阮叶萍）

实验 5.6　药物的镇痛作用（热板法）

【实验目的】

　　1. 掌握热板法筛选镇痛药的方法。

　　2. 观察罗通定的镇痛作用。

【实验原理】

　　伤害因素引起的疼痛性刺激通过感觉纤维传入脊髓,上行到达大脑皮质,引起疼痛感觉。小鼠的足底无毛,皮肤裸露,其在温度为(55 ± 0.5)℃的金属板上产生疼痛反应,表现为舔后足、踢后腿。罗通定等药物可提高痛阈,推迟小鼠疼痛反应出现的时间。

【实验材料】

　　1. 实验动物　小鼠 4 只,雌性,体重 18~22g。

　　2. 器材　温控热板仪,体重秤,万分之一电子天平,1ml 注射器,鼠笼。

　　3. 试药及配制

　　(1)生理盐水,罗通定,稀硫酸。

　　(2)0.4% 罗通定溶液:称取 0.4g 罗通定,加 0.1mmol/L 稀硫酸 5ml 助溶后,加生理盐水混匀,定容至 100ml。

　　(3)空白溶剂:取 0.1mmol/L 稀硫酸 5ml,加生理盐水混匀,定容至 100ml。

【方法与步骤】

　　1. 将温控热板仪调节在(55 ± 0.5)℃。

　　2. 测定痛阈并筛选小鼠　将小鼠放入热板仪内立即用秒表记录时间,密切观察小鼠反应,以舔后足为痛觉反应指标,记录痛阈时间值(从小鼠放入热板仪内到出现舔后足)。取痛阈时间在 10~30 秒内的小鼠作后续实验用。

　　3. 分组　将符合要求的 4 只小鼠随机分为两组,分别为溶剂对照组和罗通定组,每组 2 只,标记、称重。

　　4. 给药　罗通定组小鼠腹腔注射 0.4% 罗通定溶液(40mg/kg),给药体积为 0.1ml/10g,溶剂对照组小鼠同法给予等体积溶剂,记录给药时间。

5. 测痛阈变化值　给药后 15 分钟、30 分钟、45 分钟、60 分钟各测痛阈 1 次,取出 60 秒内不舔后足的小鼠,其痛阈值按 60 秒计算。仔细观察两组小鼠给药前后的表现,并记录观察结果。

【结果与处理】

1. 将上述测定的痛阈值填入表 5-11。计算给药后 15 分钟、30 分钟、45 分钟、60 分钟时的痛阈提高百分率(P)。

$$P = \frac{给药后痛阈值平均数 - 给药前痛阈值平均数}{给药前痛阈值平均数} \times 100\%$$

表 5-11　罗通定对小鼠痛阈值的影响

组别	编号	体重 /g	注射体积 /ml	给药前痛阈值 /s	给药后痛阈值 /s			
					15min	30min	45min	60min
溶剂对照组	1							
	2							
罗通定组	1							
	2							

2. 汇总各组实验结果(表 5-12),分别计算溶剂对照组和罗通定组小鼠在给药后不同时间痛阈提高百分率,统计分析罗通定对小鼠的镇痛作用。

表 5-12　罗通定对小鼠的镇痛作用

组别		编号										痛阈提高百分率 /%
		1	2	3	4	5	6	7	8	9	10	
溶剂对照组	15min											
	30min											
	45min											
	60min											
罗通定组	15min											
	30min											
	45min											
	60min											

【注意事项】

1. 本实验应选用雌性小鼠,雄性小鼠遇热时阴囊会松弛下垂,与热板接触影响实验结果。

2. 正常痛阈大于 30 秒、小于 10 秒以及喜跳跃的小鼠均应弃去。

【思考题】

1. 镇痛药按其作用特点可如何分类？临床常用镇痛药有哪些？
2. 罗通定的镇痛作用机制是什么？

药物的镇痛
作用(热板法)
(视频 5.6)

（陈　忠　阮叶萍）

实验 5.7　药物的镇痛作用（扭体法）

【实验目的】

1. 掌握用腹腔注射刺激性物质引起扭体反应来筛选镇痛药的方法。
2. 观察罗通定的镇痛作用。

【实验原理】

腹膜有广泛的感觉神经分布,把醋酸等化学刺激物注入腹腔,可迅速使小鼠产生疼痛反应,表现为腹部两侧内陷、腹壁下贴、臀部高抬、躯体扭曲或后肢伸展,即扭体反应。通过观察额定时间内小鼠扭体反应的次数可以反映镇痛药的作用。罗通定具有镇静、安定、镇痛作用且无明显成瘾性。本实验通过醋酸刺激诱导的小鼠急性疼痛模型观察药物的镇痛作用。

【实验材料】

1. 实验动物　小鼠 4 只,雌雄各半,体重 18~22g。
2. 器材　鼠笼,体重秤,万分之一电子天平,1ml 注射器。
3. 试药及配制

(1)生理盐水,醋酸(分析纯),罗通定,稀硫酸。

(2)0.7% 醋酸溶液:吸取分析纯醋酸溶液(冰醋酸)0.35ml,加生理盐水,定容至50ml,现用现配。

(3)0.4% 罗通定溶液:称取 0.4g 罗通定粉末,加入 0.1mmol/L 的稀硫酸 5ml 助溶,加生理盐水混匀,定容至 100ml。

(4)空白溶剂:取 0.1mmol/L 的稀硫酸 5ml,加生理盐水混匀,定容至 100ml。

【方法与步骤】

1. 分组　将 4 只小鼠随机分为两组,分别为溶剂对照组、罗通定组,每组 2 只,标记、称重。
2. 限定小鼠活动范围(可置于透明鼠笼内),观察小鼠正常活动及姿态。
3. 给药　罗通定组小鼠腹腔注射 0.4% 罗通定溶液(40mg/kg),给药体积为 0.1ml/10g,空白对照组小鼠同法给予等量空白溶剂,记录给药时间。
4. 给药后 30 分钟,各组小鼠均腹腔注射 0.7% 醋酸溶液 0.2ml/ 只,观察并记录 15 分钟内各组小鼠出现扭体反应的次数。

【结果与处理】

1. 将上述结果填入表 5-13。

表 5-13   罗通定对醋酸刺激所致小鼠扭体反应的影响

组别	性别	编号	体重 /g	给药体积 /ml	扭体反应 / 次
溶剂对照组	雄性				
	雌性				
罗通定组	雄性				
	雌性				

2. 汇总各组实验结果(表 5-14),并计算镇痛率(P)。

$$P = \frac{对照组扭体动物数 - 给药组扭体动物数}{对照组扭体动物数} \times 100\%$$

表 5-14   罗通定对醋酸刺激所致小鼠疼痛反应的镇痛作用

组别	编号										镇痛率 /%
	1	2	3	4	5	6	7	8	9	10	
溶剂对照组											
罗通定组											

药物的镇痛作用(扭体法)
(视频 5.7)

【注意事项】

1. 醋酸溶液宜新鲜配制。
2. 小鼠扭体反应受温度影响较大,注意控制室温。

【思考题】

利用扭体法和热板法评价药物的镇痛作用有何异同?

(陈 忠   阮叶萍)

第六章　内脏系统与血液系统药物实验

实验 6.1　利多卡因对哇巴因诱发家兔心律失常的拮抗作用

【实验目的】

观察利多卡因对哇巴因诱发的心律失常的拮抗作用。

【实验原理】

哇巴因(ouabain,毒毛旋花苷 G)诱发心律失常可能主要是抑制心肌细胞膜上的 Na^+-K^+-ATP 酶,使心肌细胞内缺少 K^+,导致心肌细胞的静息电位和最大舒张电位减小(负值变小),从而引起心肌自律性增高。利多卡因(lidocaine)对除极化组织的钠通道(处于失活态)阻滞作用强,因此对于缺血或强心苷中毒所致的除极化型心律失常有较强抑制作用。利多卡因能减少动作电位 4 期除极速率,提高兴奋阈值,降低自律性。

【实验材料】

1. 实验动物　家兔 2 只,雌雄兼用,体重 2.0~3.0kg。
2. 器材　婴儿台秤,兔手术台,生物信号采集系统,心电电极,不锈钢针。
3. 试药及配制
(1)20% 氨基甲酸乙酯溶液:称取 5g 氨基甲酸乙酯,加入 25ml 纯水,振荡溶解。
(2)0.01% 哇巴因溶液:称取 10mg 哇巴因(分析纯),加入 100ml 生理盐水,振荡溶解。
(3)0.5% 利多卡因溶液:取 2% 利多卡因(5ml/0.1g)5ml,加入 15ml 的生理盐水,振荡混匀。

【方法与步骤】

1. 家兔 2 只,分别标记为哇巴因组和利多卡因组,称重后,耳缘静脉注射 20% 氨基甲酸乙酯溶液 5ml/kg,背位固定于兔手术台上。
2. 不锈钢针刺入四肢皮下,后端连接心电电极,记录标准 II 导联正常心电图(白色:右前肢;黑色:右后肢;红色:左后肢)。
3. 两组实验动物耳缘静脉注射 0.01% 哇巴因溶液 0.2ml/100g,在注射哇巴因后 30 秒、1 分钟、2 分钟、3 分钟、5 分钟、7 分钟、9 分钟、10 分钟分别记录家兔心电图的变化情况。如 10 分钟未出现心律失常,再适当增量直至出现心律失常为止。
4. 当心律失常出现后,利多卡因组家兔立即静脉注射 0.5% 利多卡因溶液 0.1ml/100g,

再次按上述时间重复记录,观察家兔心电图的变化情况。

【结果与分析】

将上述观察到的给予哇巴因后家兔出现的心律失常心电图,以及利多卡因解救后的心电图,与正常心电图进行比较,总结并讨论实验结果。

【注意事项】

1. 哇巴因诱发的心律失常以频发性室性期前收缩和室性心动过速多见。

2. 要仔细观察心电图变化,严格掌握抢救指征,准备好解救药物。

3. 利多卡因应缓慢静脉注射,否则会引起利多卡因中毒,导致实验动物死亡。

4. 电极所连不锈钢针要向心插在皮下,避免插入肌肉带来的肌电干扰,同时避免用手或金属器械接触钢针及电极。

利多卡因对哇巴因诱发家兔心律失常的拮抗作用(视频6.1)

【思考题】

1. 哇巴因引起心律失常的机制是什么?

2. 强心苷中毒的解救原则和解救药物的选用原则有哪些?

（张　勇）

实验 6.2　利多卡因对氯化钡诱发大鼠心律失常的治疗作用

【实验目的】

观察利多卡因对氯化钡诱发的室性心律失常的治疗作用。

【实验原理】

氯化钡能增加浦肯野纤维对 Na^+ 的通透性,促进 Na^+ 的内流,并可能抑制 K^+ 外流,使动作电位 4 期自发除极速率加快,促进异位自律性增高,诱发室性心律失常,表现为室性期前收缩、二联律、室性心动过速、心室纤颤等。利多卡因(lidocaine)对除极化组织的钠通道(处于失活态)阻滞作用强,能轻度抑制 Na^+ 的内流并促进 K^+ 外流,降低动作电位 4 期除极速率,提高兴奋阈值,降低自律性,因此对氯化钡诱发的心律失常具有治疗作用。过量的利多卡因则能阻滞动作电位 0 期 Na^+ 内流,导致心率减慢、房室传导阻滞等。

【实验材料】

1. 实验动物　大鼠 2 只,雄性,体重 180~220g。

2. 器材　小动物体重秤,鼠手术台,生物信号采集系统,心电电极,不锈钢针,1ml 注射器。

3. 试药及配制

(1)10% 水合氯醛溶液:称取 10g 水合氯醛,加入 100ml 生理盐水,振荡溶解。

(2) 1% 氯化钡溶液：称取 1.0g 氯化钡（分析纯），加入 100ml 生理盐水，振荡溶解。

(3) 0.5% 利多卡因溶液：取 2% 利多卡因（5ml/0.1g）5ml，加入 15ml 的生理盐水，振荡混匀。

【方法与步骤】

1. 大鼠 2 只，分别标记为氯化钡组和利多卡因组，称重后，腹腔注射 10% 水合氯醛溶液 0.3ml/100g，背位固定于鼠台上。

2. 不锈钢针刺入四肢皮下，后端连接心电电极，记录标准 II 导联正常心电图（白色：右前肢；黑色：右后肢；红色：左后肢）。

3. 两组实验动物舌下静脉注射 1% 氯化钡溶液 0.2ml/100g，在注射氯化钡后 30 秒、1 分钟、2 分钟、3 分钟、5 分钟、7 分钟、9 分钟、10 分钟分别记录大鼠心电图的变化情况。如 10 分钟未出现心律失常，再适当增量直至出现心律失常为止。

4. 当心律失常出现后，利多卡因组大鼠立即静脉注射 0.5% 利多卡因 0.1ml/100g，再次按上述时间重复记录，观察记录大鼠心电图的变化情况。

5. 当心电图恢复正常后，静脉注射过量的利多卡因溶液，观察记录大鼠心电图的变化情况。

【结果与分析】

将上述观察到的给予氯化钡后大鼠出现的心律失常心电图，以及利多卡因解救后的心电图，与正常心电图进行比较，以心律失常停止或持续时间缩短为指标，评价利多卡因对氯化钡诱发的心律失常的治疗作用。总结并讨论实验结果。

【注意事项】

1. 氯化钡需新鲜配制。

2. 要仔细观察心电图变化，严格掌握抢救指征，准备好解救药物。出现心律失常后，需立即注入利多卡因，否则大鼠心律失常有自行恢复的可能。

3. 利多卡因应缓慢静脉注射，否则会引起利多卡因中毒，导致实验动物死亡。

4. 电极所连不锈钢针要向心插在皮下，避免插入肌肉带来的肌电干扰，同时避免用手或金属器械接触钢针及电极。

利多卡因对氯化钡诱发大鼠心律失常的治疗作用（视频 6.2）

【思考题】

1. 氯化钡引起心律失常的机制是什么？

2. 利多卡因过量导致心律失常的机制是什么？

（张　勇）

实验 6.3　药物对离体心脏功能的影响

【实验目的】

观察各种药物对离体心脏功能的影响。

【实验原理】

去甲肾上腺素与心肌细胞膜上的 β_1 受体结合,激活腺苷酸环化酶,使细胞内 cAMP 浓度升高,激活蛋白激酶 A(protein kinase A,PKA)和细胞内的蛋白质磷酸化过程,使心肌细胞膜上的钙通道激活,动作电位平台期 Ca^{2+} 内流增加,心肌收缩力增强;此外去甲肾上腺素能加强 4 期的内向电流 I_f,使心率加快,表现为正性变时、变力、变传导作用。临床上对心律失常、心绞痛和心肌梗死的患者,使用 β 受体拮抗药,阻断肾上腺素能递质的作用,使患者心率减慢,心收缩力减弱,心肌耗氧量下降,还能延缓心房和心室的传导。

乙酰胆碱与心肌细胞膜上的 M 受体结合,抑制腺苷酸环化酶,细胞内 cAMP 浓度降低,肌质网释放的 Ca^{2+} 减少,心肌的收缩力量减弱。乙酰胆碱可促进窦房结细胞 K^+ 的外流,最大复极电位增大,自律性降低。此外还抑制 4 期的内向电流 I_f,使心率减慢。阿托品可阻断 M 受体,拮抗迷走神经兴奋,使心率加快和传导加快。

强心苷(cardiac glycoside)是一类从被子植物中提取的药物,选择性作用于心脏,加强心肌收缩力,临床上主要用以治疗心功能不全。强心苷类药物中毒时出现室性心动过速或心室颤动。利多卡因(lidocaine)是 Ⅰb 类钠通道阻滞药,对于强心苷中毒所致的除极化型心律失常有较强抑制作用。

垂体后叶激素(posterior pituitary hormone)是垂体后叶合成的神经激素,含有缩宫素(催产素)和血管升压素(抗利尿激素),其中血管升压素可作用心脏导致心肌收缩力降低。

【实验材料】

1. 实验动物　蟾蜍若干。

2. 器材　生物信号采集处理系统,张力换能器,万能支架,双凹夹,试管夹,蛙心插管,蛙心夹,蛙类手术器械,滴管,大烧杯,棉线。

3. 试药及配制

(1)任氏液:称取 NaCl 6.50g,KCl 0.14g,CaCl₂ 0.20g,NaHCO₃ 0.20g,NaH₂PO₄ 0.01g,葡萄糖 2.00g,溶于 1 000ml 蒸馏水中(CaCl₂ 待其他试剂加入后再缓缓加入并搅拌;可以配制成 10 倍浓度原液,用前稀释;葡萄糖临用前加入)。

(2)低钙任氏液:CaCl₂ 仅加入 0.05g,其余同前。

(3)1:10 000 去甲肾上腺素(noradrenalin,NA)溶液:将 1ml(2mg)的重酒石酸去甲肾上腺素注射液加入 20ml 的任氏液中混匀。

(4)0.1% 普萘洛尔(propranolol)溶液:将 1 片(10mg)盐酸普萘洛尔研磨成粉末状,抽取适量的任氏液溶解成浓度较高的混悬液,然后加入任氏液直至终体积为 10ml,摇匀,放置于阴凉处保存。

(5)1:100 000 氯化乙酰胆碱(acetylcholine,ACh)溶液:称取 100mg 氯化乙酰胆碱溶于

100ml 的 5% NaH_2PO_2 溶液中,配制成 0.1% 的氯化乙酰胆碱溶液,分装后密封保存于冰箱中,临用前稀释 100 倍至浓度比 1:100 000。

(6)5:10 000 阿托品(atropine)溶液:取硫酸阿托品注射液原液(0.5mg:1ml)直接使用。

(7)0.02% 去乙酰毛花苷溶液:取去乙酰毛花苷注射液原液(0.4mg:2ml)直接使用。

(8)0.05% 利多卡因:取利多卡因注射液原液(0.10g:5ml)0.25ml 加入任氏液稀释,终体积 10ml,保存备用。

(9)0.25IU/ml 垂体后叶激素:取垂体后叶激素注射液原液(6IU:1ml)加入任氏液稀释,终体积 24ml,现用现配。

【方法与步骤】

1. 制备离体蛙心

(1)破坏蛙的脑和脊髓,仰卧于蛙板上,从剑突下剪开皮肤,剪掉胸廓,充分暴露心脏。

(2)用小镊子提起心包膜,用眼科剪剪开心包膜,仔细辨认心房、心室、动脉圆锥、主动脉、静脉窦及前后腔静脉。

(3)在左右主动脉下方穿一棉线备用,用小镊子将左主动脉提起,用眼科剪在左主动脉表面剪一斜口,将盛有任氏液的插管插入主动脉,插至动脉圆锥时,稍向后退,经主动脉瓣插入心室内。若插管成功,液面会随心脏的收缩而上下波动。用动脉下方的备用线结扎插管,并将结扎线固定于插管侧钩上,及时用滴管吸去插管内的血液,以免血液凝结后堵塞插管,置换插管内液体为洁净任氏液。

(4)提起插管,自静脉窦以下进行结扎(勿伤及或结扎静脉窦),剪断结扎线远端动脉及周围血管,将心脏离体。用吸管将插管内血液用任氏液换洗直至完全澄清,插管内保留大约 1.0ml 的任氏液。

2. 连接仪器　用试管夹将蛙心插管固定于万能架台上,蛙心夹在心室舒张期夹在蛙心尖部,将蛙心夹上的线连至张力换能器的弹簧片上(切勿让心脏受到过度牵拉),将张力换能器连到生物信号采集处理系统。

3. 观察项目

(1)描记心脏的正常收缩曲线:曲线幅度代表心室收缩的程度,曲线的疏密代表心率。曲线向上移动表示心室收缩,其顶点水平代表心室收缩所达到的最大程度;曲线向下移动表示心室舒张,曲线基线水平代表心室舒张的最大程度。

(2)观察去甲肾上腺素、乙酰胆碱对心脏收缩的影响:①加 1~2 滴 1:10 000 去甲肾上腺素溶液于灌流液中,观察收缩曲线的改变。效应明显后,用新鲜任氏液冲洗至曲线恢复正常。②加 1~2 滴 0.1% 普萘洛尔溶液。出现效应后立即滴入 1~2 滴去甲肾上腺素溶液,观察收缩曲线的变化并与①比较,然后换液。③加 1~2 滴 1:10 000 乙酰胆碱溶液于灌流液中,观察收缩曲线的改变。效应明显后,用新鲜任氏液冲洗至曲线恢复正常。④加 1~2 滴 5:10 000 阿托品溶液。出现效应后立即滴入 1~2 滴去乙酰胆碱溶液,观察收缩曲线的变化并与③比较,然后换液。

(3)观察强心苷对心脏收缩的影响,以及中毒表现及解救:①吸去插管内任氏液,更换为低钙任氏液模拟心功能不全,观察心脏收缩幅度、心率,以及房 - 室收缩的协调性变化;②待心脏收缩曲线明显改变时,加入 0.02% 去乙酰毛花苷溶液 0.1~0.2ml,观察上述指标的改变;③待心肌收缩曲线恢复并稳定后,每隔 30 秒再次缓慢滴入 0.02% 去乙酰毛花苷溶液

0.1~0.2ml,观察心脏收缩曲线变化,待出现明显改变时,立即在任氏液中加 0.05% 利多卡因 1~2 滴,观察心跳变化。

（4）观察垂体后叶激素对心脏收缩的影响：①吸去插管内任氏液,更换为 0.25IU/ml 垂体后叶激素溶液,观察并记录心脏收缩幅度、心率变化情况；②待心脏收缩曲线明显改变时,加入 0.02% 去乙酰毛花苷溶液 0.1~0.2ml,观察上述指标的改变。

【结果与处理】

1. 将观察项目（2）结果填入表 6-1。

表 6-1　去甲肾上腺素、乙酰胆碱对离体蛙心收缩的影响

药物	心脏收缩 /g		心率 /(次·min⁻¹)		心律
	给药前	给药后	给药前	给药后	
去甲肾上腺素					
普萘洛尔 + 肾上腺素					
乙酰胆碱					
阿托品 + 乙酰胆碱					

2. 将观察项目（3）结果填入表 6-2。

表 6-2　去乙酰毛花苷、利多卡因对离体蛙心收缩的影响

药物	心脏收缩 /g		心率 /(次·min⁻¹)		心律
	给药前	给药后	给药前	给药后	
低钙任氏液					
去乙酰毛花苷					
大剂量去乙酰毛花苷					
大剂量去乙酰毛花苷 + 利多卡因					

3. 将观察项目（4）结果填入表 6-3。

表 6-3　垂体后叶激素对离体蛙心收缩的影响

药物	心脏收缩 /g		心率 /(次·min⁻¹)		心律
	给药前	给药后	给药前	给药后	
垂体后叶激素					
去乙酰毛花苷 + 垂体后叶激素					

【注意事项】

1. 制备离体蛙心标本时,勿伤及静脉窦。

2. 上述各实验项目,一旦出现作用应立即用正常任氏液换洗,以免心肌受损,而且必须待心搏恢复正常后方能进行下一步实验。

3. 实验中及时用任氏液冲洗心脏,待曲线恢复平稳后再进行下一步操作。

4. 每次更换任氏液都必须保持灌流液液面高度恒定,以免因灌流量变化而影响结果。

5. 严格控制药品加入量,先加一滴,效果不明显再加一滴。

6. 吸滴瓶中的任氏液和吸蛙心插管内溶液的滴管应区分专用,不可混淆使用,以免影响实验结果。

【思考题】

1. 先给予普萘洛尔后再给予去甲肾上腺素,对心脏的活动会有哪些影响? 为什么?

2. 常用的 M 受体拮抗药有哪些? 如果先给予拮抗药,再给予激动药,对心脏的活动有哪些影响?

3. 强心苷类药物对心脏有何影响? 作用机制如何?

4. 强心苷类药物中毒导致心律失常,临床上一般用利多卡因进行抢救,其作用机制如何?

5. 垂体后叶激素导致的心肌收缩减弱,采用强心苷类药物拮抗是否有效?

药物对离体心
脏功能的影响
(视频 6.3)

(张　勇)

实验 6.4　硝酸甘油对家兔心肌缺血的治疗作用

【实验目的】

1. 学习垂体后叶激素诱导家兔急性心肌缺血模型的复制与评价方法。

2. 观察硝酸甘油对家兔心肌缺血的治疗作用。

【实验原理】

垂体后叶激素注射液是由动物脑垂体后叶加工制备的灭菌溶液,主要成分为缩宫素和抗利尿激素,可收缩冠状动脉和全身血管。家兔静脉注射大剂量垂体后叶激素后,因冠状动脉痉挛而发生急性心肌缺血,引起心肌损伤,主要表现为心电图的异常与心肌梗死标志物的升高。血清心肌肌钙蛋白 I (cardiac troponin I,cTn I)、肌酸激酶同工酶 MB (creatine kinase isoenzyme MB,CK-MB)和乳酸脱氢酶(lactic dehydrogenase,LDH)是临床检测心肌梗死的主要标志物。

硝酸甘油通过扩张动脉和静脉、改善心脏前后负荷而降低心肌耗氧量,同时舒张冠状动脉、改善侧支循环而增加心肌缺血区供血量,从而有效减轻垂体后叶激素所致的缺血性心肌损伤,明显改善心肌缺血后特征性心电图及血清生物标志物的改变。

【实验材料】

1. 实验动物　家兔 2 只,雌雄兼用,体重 2.0~3.0kg。

2. 器材　万分之一电子天平,体重秤,台式低温高速离心机,生物机能记录仪,电热恒温培养箱,酶标仪,手术弯剪,眼科镊,一次性采血针,真空采血管,EP 管(1.5ml),96 孔板,注射器(1ml、2ml、10ml),移液器及枪头(20μl,200μl,1ml)。

3. 试药及配制

(1) 灭菌生理盐水,戊巴比妥钠(分析纯),75% 酒精,无水乙醚,垂体后叶激素注射液 (6U/ml),硝酸甘油注射液(5mg/ml),LDH 和 CK-MB 酶活性测定试剂盒。

(2) 垂体后叶激素溶液:临用前,取 1ml 垂体后叶激素注射液,加入 2ml 灭菌生理盐水 即成。

(3) 1% 戊巴比妥钠溶液:称取 1.0g 戊巴比妥钠,加入 100ml 灭菌生理盐水,振荡溶解。

【方法与步骤】

1. 动物麻醉 取健康家兔 2 只,标记、称重,左侧耳缘静脉缓慢注射 1% 戊巴比妥钠溶 液(3.5ml/kg)麻醉家兔,并密切观察动物麻醉状态。待家兔肢体松软、呼吸频率降低、眼睛角 膜反射消失时即麻醉完成。

2. 正常心电图测定 将麻醉的家兔仰卧位固定于实验台上,剃去右前肢、右后肢和左 后肢部位兔毛,用乙醚擦拭去掉局部皮肤油脂。左手持眼科镊小心提起皮肤,右手持针头向 着心脏方向轻轻刺入皮下。胶带固定好针头后,将白色负极导线夹、黑色接地导线夹、红色 正极导线夹分别连接家兔的右前肢、右后肢及左后肢电极,连接好后确认接触良好且针头位 置固定。测定动物 II 导联心电图,待心电图稳定后,记录正常心电图。

3. 心肌缺血模型建立与药物治疗 将心电图正常的家兔随机分为模型对照组和硝酸 甘油组。两组家兔于左侧耳缘静脉快速注射垂体后叶激素溶液(2.5U/kg,1.25ml/kg)后,即 刻静脉注射生理盐水或 0.5% 硝酸甘油溶液(5mg/kg,1ml/kg)。

4. 心肌缺血的检测

(1) 心电图的测定:硝酸甘油给药后 30 秒、1 分钟、5 分钟、10 分钟,分别记录家兔心电 图。心电图改变观察指标:R-R 间期、ST 段、T 波及心率。

(2) 心肌缺血血清标志物的测定:①心电图记录完毕,拔去右侧耳壳外缘兔毛,75% 酒 精局部擦拭使血管扩张,行留置针穿刺取血约 1ml,37℃ 静置孵育 30 分钟,3 500r/min 低温 离心 15 分钟,取血清分装于 EP 管,–20℃ 暂存备用;②按照试剂盒说明书,首先在酶标仪 450nm 波长测定试剂盒标准工作液的 OD 值,建立 CK-MB 和 LDH 酶活性的标准曲线;汇 总全部血清样本,测定两组家兔血清 CK-MB 和 LDH 酶活性。

【结果与处理】

1. 将家兔心电图的实验结果填入表 6-4。

表 6-4 硝酸甘油对垂体后叶激素所致家兔心肌缺血的保护作用

指标	组别	
	模型对照组	硝酸甘油组
编号		
体重 /kg		
麻药量 /ml		
垂体后叶激素 /ml		

续表

指标	组别	
	模型对照组	硝酸甘油组
硝酸甘油 /ml		
R-R 间期 /ms		
正常		
给药后 30s		
给药后 1min		
给药后 5min		
给药后 10min		
T 波 /mV		
正常		
给药后 30s		
给药后 1min		
给药后 5min		
给药后 10min		
ST 段 /mV		
正常		
给药后 30s		
给药后 1min		
给药后 5min		
给药后 10min		
心率 /(次·min^{-1})		
正常		
给药后 30s		
给药后 1min		
给药后 5min		
给药后 10min		

2. 将家兔血清样本 OD 值填入表 6-5,通过标准曲线回归方程分别计算家兔血清 CK-MB 和 LDH 酶活性。

3. 汇总实验结果,分别计算模型对照组和硝酸甘油组家兔血清标志物和心电图参数的平均数 ± 标准差(表 6-5、表 6-6、表 6-7、表 6-8、表 6-9),统计学分析硝酸甘油抗心肌缺血作用。

表 6-5　硝酸甘油对垂体后叶激素所致心肌缺血家兔血清标志物的影响

组别	编号	CM-MB		LDH	
		OD 值	CK-MB 含量 /(U·L^{-1})	OD 值	LDH 含量 /(U·L^{-1})
模型对照组	1				
	2				
	3				
	4				
	5				
	6				
平均数					
标准差					
硝酸甘油组	1				
	2				
	3				
	4				
	5				
	6				
平均数					
标准差					

表 6-6　硝酸甘油对垂体后叶激素所致心肌缺血家兔心电图 R-R 间期的影响

组别	编号	R-R 间期 /ms			
		给药后 30s	给药后 1min	给药后 5min	给药后 10min
模型对照组	1				
	2				
	3				
	4				
	5				
	6				
平均数					
标准差					
硝酸甘油组	1				
	2				
	3				
	4				
	5				
	6				
平均数					
标准差					

表 6-7　硝酸甘油对垂体后叶激素所致心肌缺血家兔心电图 ST 段的影响

组别	编号	ST 段 /mV			
		给药后 30s	给药后 1min	给药后 5min	给药后 10min
模型对照组	1				
	2				
	3				
	4				
	5				
	6				
平均数					
标准差					
硝酸甘油组	1				
	2				
	3				
	4				
	5				
	6				
平均数					
标准差					

表 6-8　硝酸甘油对垂体后叶激素所致心肌缺血家兔心电图 T 波的影响

组别	编号	T 波 /mV			
		给药后 30s	给药后 1min	给药后 5min	给药后 10min
模型对照组	1				
	2				
	3				
	4				
	5				
	6				
平均数					
标准差					
硝酸甘油组	1				
	2				
	3				
	4				
	5				
	6				
平均数					
标准差					

表6-9　硝酸甘油对垂体后叶激素所致心肌缺血家兔心率的影响

组别	编号	心率/(次·min⁻¹)			
		给药后30s	给药后1min	给药后5min	给药后10min
模型对照组	1				
	2				
	3				
	4				
	5				
	6				
平均数					
标准差					
硝酸甘油组	1				
	2				
	3				
	4				
	5				
	6				
平均数					
标准差					

【注意事项】

1. 兔耳缘静脉注射方法要点　剪去耳壳外缘兔毛,75%酒精局部擦拭使血管扩张,用左手示指和中指夹住静脉近心端,拇指和小指夹住耳缘部分,以左手无名指和小指放在耳下做垫,待静脉充盈后,右手持注射器使针头由静脉末端刺入,顺血管方向向心端刺约1cm,放松左手拇指和示指对血管的压迫,右手将药液注入。注射完毕后将针头抽出,以棉球压迫止血。

2. 生物机能记录仪测定心电图时,应提前30分钟开机。造模前家兔心电图如出现异常,应放弃使用。

3. 垂体后叶激素应4℃低温保存,给药剂量可依据每批药品具体效价作相应调整,静脉注射时应匀速注射,尽量在20秒内注射完。

4. 针头插入皮下的位置最好在表皮层基膜与浅筋膜之间,不能插入肌肉,避免肌电干扰。

0604

硝酸甘油对家兔心肌缺血的治疗作用(视频6.4)

【思考题】

1. 常用的心肌缺血动物模型有哪些? 垂体后叶激素心肌缺血模型的优缺点各有哪些?

2. 心肌缺血后出现心肌梗死、心电图改变、血清心肌梗死标志物升高的顺序是什么?

3. CK-MB测定的原理和注意事项是什么?

4. 心肌梗死标志物——血清心肌肌钙蛋白 I（cTn I）的特点是什么？

（杜俊蓉）

实验 6.5　肝素的抗凝血作用

【实验目的】

1. 比较观察肝素、华法林、枸橼酸钠的体外抗凝血作用。
2. 观察肝素的体内抗凝血作用和硫酸鱼精蛋白的解救作用。

【实验原理】

血液凝固是一个复杂的蛋白质水解活化的连锁反应，最终使可溶性的纤维蛋白原变成稳定、难溶的纤维蛋白，网罗血细胞而成血凝块。抗凝血药（anticoagulants）是一类干扰凝血因子，阻止血液凝固的药物，主要用于血栓栓塞性疾病的预防与治疗。常用的抗凝血药种类有如下几种：①注射用抗凝血药如肝素；②口服抗凝血药如香豆素类、华法林；③体外抗凝血药如枸橼酸钠；④凝血酶抑制剂如水蛭素等。

肝素（heparin）含有长短不一的酸性黏多糖，可加速抗凝血酶 III（antithrombin III, AT III）与凝血酶的结合而使酶灭活，而 AT III 是凝血因子 XIIα、XIα、IXα、Xα 等含丝氨酸的蛋白酶的抑制剂。一旦肝素 -AT III 凝血酶复合物形成，肝素就从复合物上解离，再次与另一分子 AT III 结合而被反复利用，从而在体内、体外发挥强大抗凝作用。肝素应用过量易引起自发性出血。一旦发生，须立即停用肝素，注射带有正电荷的鱼精蛋白（protamine）中和，每 1mg 鱼精蛋白可中和 100U 肝素。

香豆素类抗凝血药是维生素 K 拮抗剂，在肝脏通过抑制维生素 K 转化，从而影响维生素 K 依赖性凝血因子 II、VII、IX、X 的活化，使这些因子停留在无凝血活性的前体阶段，从而影响凝血过程。因此，香豆素类抗凝血药体外无效，在体内也须在上述凝血因子、抗凝血蛋白 C 和抗凝血蛋白 S 耗竭后才发挥抗凝作用。而这些凝血因子的 $t_{1/2}$ 分别为 6~50 小时不等，故香豆素类抗凝血药口服后至少需要 12~24 小时才出现作用，1~3 天达高峰，因此抗凝作用出现时间较慢。华法林是双香豆素衍生物，应用过量易导致出血倾向，应立即减量或停用，出血严重者可静脉推注维生素 K 拮抗。

枸橼酸钠可与血中的 Ca^{2+}，即凝血因子 IV 相结合，形成不易离解的可溶性络合物，使血液中 Ca^{2+} 浓度降低，而产生抗凝作用，一般用于血液保存液、血液透析或血液净化的体外抗凝，在血液重新输回体内前，需要应用葡萄糖酸钙或氯化钙，提高血液中钙离子浓度，以保证血液输注回身体后的凝血功能稳定。

【实验材料】

1. 实验动物
(1) 体外实验：家兔 1 只，雌雄不限，体重 2.0~3.0kg。
(2) 体内实验：小鼠 12 只，雌雄各半，体重 18~22g。
2. 器材
(1) 体外实验：婴儿台秤，兔手术台，恒温水浴，哺乳动物手术器械一套，注射器（5ml、

10ml),动脉夹,动脉插管、三通,干燥试管(10ml)。

(2)体内实验:小动物体重秤,注射器(1ml),毛细玻璃管,载玻片,干燥针头,油性标记笔。

3. 试药及配制

(1)体外实验:生理盐水,氨基甲酸乙酯、枸橼酸钠、氯化钙(分析纯),肝素钠注射液(12 500U/2ml),华法林钠片(2.5mg/片),吐温-80,10% 硫酸鱼精蛋白溶液(50mg/5ml)。

1)20% 氨基甲酸乙酯溶液:称取 5g 氨基甲酸乙酯,加入 25ml 纯水,振荡溶解。

2)肝素钠溶液(10U/ml):取 2ml 肝素钠注射液,加入 123ml 生理盐水溶液中,振荡混匀,配制成 100U/ml 母液,4℃保存备用。使用前取少量稀释 10 倍。

3)0.5% 华法林钠混悬液:取华法林钠 1 片(2.5mg),与少量吐温-80 共同加入研钵中研磨,随后加入 50ml 纯水振荡混匀。使用前将该溶液混匀。

4)3.8% 枸橼酸钠溶液:称取枸橼酸钠 3.8g,溶于 100ml 灭菌生理盐水,振荡溶解。

5)1% 硫酸鱼精蛋白溶液:取 10% 硫酸鱼精蛋白溶液,临用前稀释 10 倍。

6)3% 氯化钙溶液:称取 3.0g 氯化钙,加入 100ml 纯水,振荡溶解。

(2)体内实验:生理盐水,氯化钠(分析纯),肝素钠注射液(12 500U/2ml),10% 硫酸鱼精蛋白溶液(50mg/5ml)。

1)0.05% 肝素钠溶液:取肝素钠注射液(12 500U/2ml),加入 18ml 的生理盐水中,振荡混匀,配制成 625U/ml 母液(0.5%),4℃保存备用。使用前取少量稀释 10 倍。

2)1% 硫酸鱼精蛋白溶液:取 10% 硫酸鱼精蛋白溶液,临用前稀释 10 倍。

【方法与步骤】

1. 肝素的体外抗凝血作用

(1)准备 7 支清洁干燥玻璃试管,编号备用。其中 1 号试管加入生理盐水,2 号、3 号试管加入 10U/ml 肝素钠溶液,4 号、5 号试管加入 3.8% 枸橼酸钠溶液,6 号、7 号试管加入 0.5% 华法林钠混悬液,各 0.1ml(表 6-10)。

(2)家兔称重,耳缘静脉缓慢注射 20% 氨基甲酸乙酯溶液 5ml/kg,待家兔角膜反射消失后,将家兔仰卧位固定于兔手术台上。剪去颈部正中的毛,沿前正中线将颈部皮肤切开约 5cm,分离皮下组织和肌肉,暴露气管。在气管旁沟内找到颈动脉鞘,游离出大约 3~5cm 的颈动脉。在颈动脉的远端用线结扎,近心端用动脉夹夹闭,穿线并虚结以备结扎动脉插管之用。在紧靠结扎处的稍下方,用眼科剪向心脏方向与动脉呈 45° 角在动脉上做一 "V" 形切口,切口约为管径的 1/2,向心脏方向插入动脉插管,插好后用备用线固定于动脉血管内,插管的另一端连接三通,后方接 10ml 注射器。

(3)打开三通,血液流入注射器内,随后迅速向每个试管中加入血液 1ml 左右,充分混匀。

(4)将试管均放入 37℃恒温水浴中,开始计时,随后每隔 30 秒将试管轻轻倾斜 90° 观察一次,以倾斜时血液不再流动时作为该管的凝血时间,如某试管 20 分钟内仍未凝血,则时间记录为 20 分钟。同时记录各管出现的现象。

(5)在 2 号、4 号试管内加入 1% 硫酸鱼精蛋白溶液数滴,轻轻摇匀后,随后放入 37℃恒温水浴中,10~15 分钟之后再次观察各管出现的现象。

(6)在 3 号、5 号试管内加入 3% 氯化钙溶液 0.25ml,轻轻摇匀后,随后放入 37℃恒温水浴中,10~15 分钟之后再次观察各管出现的现象。

2. 肝素的体内抗凝血作用

(1)小鼠分组与给药:小鼠 12 只,禁食不禁水 12 小时后,标记、称重,随机分为生理盐水组、肝素组、肝素/鱼精蛋白组,每组 4 只(毛细管法与玻片法各 2 只,表 6-11)。肝素/鱼精蛋白组首先腹腔注射 1% 硫酸鱼精蛋白溶液(0.1ml/10g),10 分钟后腹腔注射 0.05% 肝素生理盐水溶液(0.2ml/10g);肝素组腹腔注射 0.05% 肝素生理盐水溶液(0.2ml/10g);生理盐水组腹腔注射生理盐水(0.2ml/10g)。

(2)毛细管法测定凝血时间:给药 10 分钟后,左手固定小鼠,右手持毛细玻璃管,刺入小鼠眼内眦部,使血液注满毛细玻璃管后迅速拔出,并开始计时,以每隔 10 秒的时间间隔,折断玻璃管 0.5~1.0cm,并轻轻向两侧拉开毛细玻璃管断端,如观察到有血丝出现时,则记录为小鼠的毛细管法凝血时间,如观察 10 分钟仍未凝血,则记录为 10 分钟。

(3)玻片法测定凝血时间:给药 10 分钟后,左手拇指及中指抓住小鼠头颈部皮肤,左手掌使小鼠全身皮肤左移,促使小鼠右眼球突出,小鼠头低位使之充血,右手持眼科弯镊迅速摘除右侧眼球,将血液滴于准备好的清洁、干燥的玻片上,每片 2 滴。开始计时,随后每隔 10 秒用干燥的针头挑动血滴一次,直至针头挑出纤维蛋白丝停止计时,记录凝血时间。

【结果与处理】

1. 将体外抗凝血实验结果填入表 6-10。

表 6-10　肝素、枸橼酸钠、华法林对家兔血液凝固的影响

试管编号	药物	凝血现象			凝血时间 /s
		恒温水浴	加入鱼精蛋白	加入氯化钙	
1	生理盐水				
2	肝素				
3	肝素				
4	枸橼酸钠				
5	枸橼酸钠				
6	华法林				
7	华法林				

2. 汇总实验结果填入表 6-11。

表 6-11　肝素、鱼精蛋白对小鼠凝血时间的影响

组别	编号	体重 /g	肝素 /ml	鱼精蛋白 /ml	凝血时间 /s	
					毛细管法	玻片法
生理盐水	1		0	0		
	2		0	0		
	3		0	0		
	4		0	0		

续表

组别	编号	体重 /g	肝素 /ml	鱼精蛋白 /ml	凝血时间 /s	
					毛细管法	玻片法
肝素	1			0		
	2			0		
	3			0		
	4			0		
肝素 / 鱼精蛋白	1					
	2					
	3					
	4					

3. 汇总实验结果,分别计算三组小鼠凝血时间的平均数 ± 标准差(表 6-12、表 6-13)。统计学分析肝素体内抗凝血作用。

表 6-12　肝素对小鼠凝血时间的影响(毛细管法)

组别	各组小鼠的凝血时间 /s										平均数 ± 标准差
	1	2	3	4	5	6	7	8	9	10	
生理盐水											
肝素											
肝素 / 鱼精蛋白											

表 6-13　肝素对小鼠凝血时间的影响(玻片法)

组别	各组小鼠的凝血时间 /s										平均数 ± 标准差
	1	2	3	4	5	6	7	8	9	10	
生理盐水											
肝素											
肝素 / 鱼精蛋白											

【注意事项】

1. 体外凝血实验使用试管需管径均匀、清洁干燥。

2. 家兔取血动作要迅速,以防止凝血,实验前血液中出现血凝块,则不可再供实验使用。

3. 体外凝血实验中,所有试管在注入血液混匀后,应立即放入水浴,时间不宜超过 3 分钟。加入鱼精蛋白及氯化钙后,应随时观察血液是否发生凝固,记录观察现象。

4. 正常小鼠血液凝固时间为 0.5~2 分钟。如观察 10 分钟仍未凝血,则记录为 10 分钟。

5. 凝血时间受室温影响较大,温度过低时凝血时间延长。

6. 毛细玻璃管采血后不宜长时间拿在手中,以免体温影响凝血时间。

7. 玻片法挑动血滴,需横贯血滴直径,连续挑起纤维丝为凝血时间终点,不应从各个方向多次挑动,以免影响纤维蛋白形成。如发生过分挑动,则始终不出现纤维丝,故玻片法建议每片滴 2 滴血液,第 2 滴作为核对用。

【思考题】

1. 肝素、枸橼酸钠、华法林的抗凝血特点、抗凝血机制有何不同?
2. 肝素、枸橼酸钠、华法林过量解救时选择哪种药物,其机制为何?
3. 请设计一个实验,鉴别出三种未知抗凝血药物为肝素、枸橼酸钠、华法林。
4. 如需验证华法林的体内抗凝血作用,需提前 2 日给予实验动物口服该药物,请问为什么?

肝素的抗凝血作用(视频 6.5)

(张　勇)

实验 6.6　胰岛素降血糖作用及低血糖反应解救

【实验目的】

1. 观察胰岛素的降血糖作用。
2. 观察胰岛素过量所致低血糖反应,了解其解救方法。

【实验原理】

胰岛素为胰岛 β 细胞分泌的、体内唯一能够降低血糖的多肽激素。胰岛素受体是由两个胞外的 α 亚基和两个跨膜的 β 亚基组成的异四聚体。胰岛素与其受体的 α 亚基结合后,引起 β 亚基的自身磷酸化,进而激活 β 亚基胞内的酪氨酸激酶,由此引起胞内其他活性蛋白的级联磷酸化,从而促进葡萄糖的摄取、利用和转运,加速糖原合成与储存,并抑制糖原分解和糖异生,产生降血糖效应。但胰岛素过量可导致低血糖症。如血糖下降过快,细胞外液水分向高渗透的细胞内转移,可导致或加重脑水肿,脑功能失常,引起惊厥、昏迷及休克。本实验通过给予小鼠治疗剂量或超大剂量的胰岛素,分别观察胰岛素的降血糖作用及低血糖惊厥,并进一步观察葡萄糖对胰岛素过量反应的解救作用。

【实验材料】

1. 实验动物　小鼠 10 只,雌雄各半,体重 20~24g。
2. 器材　注射器(1ml),鼠秤,手术直剪,医用手套,棉球,酶标仪,EP 管(1.5ml),96 孔板,移液器及枪头(100μl、1ml),离心机,酶标仪,烧杯,计时器。
3. 试药及配制

(1)生理盐水,氟化钠、葡萄糖(分析纯),苦味酸,胰岛素注射液(40U/ml),血糖测定试剂盒。

(2)0.1% 氟化钠溶液:称取 0.1g 氟化钠,加入 100ml 生理盐水,振荡溶解。

(3)胰岛素溶液(0.04U/ml):临用前,取用胰岛素注射液,加入生理盐水稀释 1 000 倍。

(4)50% 葡萄糖溶液:称取 50g 葡萄糖,加入生理盐水振荡溶解,定容至 100ml。

(5)5% 苦味酸溶液:称取 5g 苦味酸,加入 100ml 生理盐水,振荡溶解。

【方法与步骤】

1. 胰岛素降血糖作用观察

(1)动物分组与给药：小鼠 4 只,禁食不禁水 12 小时后,标记编号、称重,随机分为生理盐水组和胰岛素组,每组 2 只。胰岛素组小鼠颈背部皮下注射胰岛素溶液(0.4U/kg),给药体积 0.1ml/10g;生理盐水组小鼠同法给予等体积生理盐水。

(2)不同时间点采血：剪去小鼠尾尖约 2mm,待血液自行流出或者轻轻从尾根向尾尖挤压让血液流出,于给药前 "0" 时、给药后 40 分钟与 90 分钟,分别采血 10μl,加入装有 90μl 生理盐水(含 0.1% NaF 抗凝剂)EP 管、混匀。血样于 4 000r/min 低温离心 1 分钟,取上层血浆,分装于 EP 管,放置于冰上备用。

(3)血糖浓度测定：按照试剂盒说明书,检测小鼠血浆的葡萄糖浓度。首先在酶标仪 505nm 波长测定葡萄糖标准液的 OD 值。同法测定小鼠血浆样本 OD 值;再根据下列公式计算小鼠血浆葡萄糖浓度。

$$测定管葡萄糖浓度(mg/dl)=\frac{测定管\ OD\ 值-空白管\ OD\ 值}{标准管\ OD\ 值-空白管\ OD\ 值}\times100\%$$

2. 胰岛素过量反应及解救　小鼠 6 只,禁食不禁水 12 小时后,标记编号、称重,随机分为生理盐水组、胰岛素组和胰岛素 / 葡萄糖组,每组 2 只。胰岛素组和胰岛素 / 葡萄糖组小鼠颈背部皮下注射胰岛素溶液(1 000U/kg),给药体积 0.1ml/10g;生理盐水组小鼠颈背部皮下注射等体积生理盐水。小鼠给药后即刻放入大烧杯,密切观察小鼠给药后反应。待小鼠出现低血糖惊厥(精神不安、抽搐、后肢肌无力),胰岛素 / 葡萄糖组小鼠即刻腹腔注射 50% 葡萄糖实施解救(0.3ml/10g);生理盐水组和胰岛素组小鼠腹腔注射等体积生理盐水。观察记录各组小鼠低血糖惊厥反应出现的时间与程度,以及葡萄糖解救后小鼠低血糖反应的变化情况。

【结果与处理】

1. 胰岛素对小鼠血糖水平的影响

(1)将上述实验结果填入表 6-14。分别计算生理盐水组和胰岛素组小鼠不同时间的血糖浓度下降率。

$$血糖浓度下降率(\%)=\frac{给药后血糖浓度-给药前血糖浓度}{给药前血糖浓度}\times100\%$$

表 6-14　胰岛素对小鼠血糖浓度的影响

组别	性别	编号	体重 /g	胰岛素 /ml	OD 值			血糖浓度 /(mg·dl⁻¹)		
					0min	40min	90min	0min	40min	90min
生理盐水组	雄性	1								
	雌性	2								
胰岛素组	雄性	1								
	雌性	2								

(2)汇总实验结果,分别计算生理盐水组和胰岛素组小鼠在药后不同时间血糖浓度下降率的平均数 ± 标准差(表 6-15)。统计分析胰岛素对小鼠的降血糖作用。

表 6-15　胰岛素对小鼠的降血糖作用

组别		血糖浓度下降率 /%										平均数 ± 标准差
		1	2	3	4	5	6	7	8	9	10	
生理盐水组	40min											
	90min											
胰岛素组	40min											
	90min											

2. 胰岛素过量反应及解救　将上述实验结果填入表 6-16。通过对比分析生理盐水组、胰岛素组、胰岛素 / 葡萄糖组小鼠给药后的反应差异,了解胰岛素的过量反应以及葡萄糖的解救作用。

表 6-16　小鼠胰岛素过量反应及葡萄糖的解救作用

组别	编号	体重 /g	胰岛素 /ml	葡萄糖 /ml	胰岛素过量反应	
					救治前	救治后
生理盐水组	1					
	2					
胰岛素组	1					
	2					
胰岛素 / 葡萄糖组	1					
	2					

【注意事项】

1. 实验前夜实验动物禁食,禁食条件需一致。

2. 应选择安静和光线柔和且均匀的实验场所,避免环境因素影响小鼠对胰岛素的敏感度。

3. 实验过程,鼠盒里不能添加鼠饲料。

4. 胰岛素应低温保存(不能冷冻)。

5. 常温下,血液标本中的葡萄糖含量以 6%/h 的速度下降。NaF 抗凝剂可增加血液标本中血糖的稳定性。

6. 采血中使用的塑料或玻璃平板应洁净平滑,避免血样溶血,影响血糖浓度的测定结果。

7. 腹腔注射一般选取小鼠左下腹,以免针头刺破右侧的肝脏。

8. 小鼠颈背部皮下注射胰岛素(1 000U/kg)后,常温下一般 30~60 分钟出现低血糖惊厥,并逐渐加重。

9. 可在钟罩里观察小鼠的惊厥反应,避免实验动物从实验台跌落摔伤。

10. 实验前做好胰岛素中毒小鼠的解救准备工作。待小鼠出现抽搐时,立即给予葡萄糖进行解救,以避免低血糖反应加重或者死亡。

胰岛素降血糖作用及低血糖反应解救(视频6.6)

【思考题】

1. 常用血液抗凝剂有哪些？用于血糖检测的血样抗凝剂选择依据是什么？

2. 空腹血糖和餐后血糖检测的意义是什么？

3. 临床常用胰岛素制剂及用法是什么？

（杜俊蓉）

实验 6.7　氨溴索对小鼠的祛痰作用

【实验目的】

观察祛痰药(氨溴索)对小鼠的祛痰作用。

【实验原理】

氨溴索通过裂解黏痰中的黏多糖,使痰液黏度降低而便于咳出,是临床常用的祛痰药。酚红指示剂自小鼠腹腔注射吸收后,部分可经呼吸道分泌入气管。因此,测定药物对呼吸道酚红分泌量的影响,可判断受试药对气管通透性和分泌量的影响,以了解受试药的祛痰作用。

【实验材料】

1. 实验动物　小鼠 4 只,雌雄各半,体重 18~22g。

2. 器材　万分之一电子天平,体重秤,灌胃针,医用缝合线(4-0),手术直剪,眼科镊,医用手套,棉球,酶标仪,注射器(1ml),EP 管(1.5ml),96 孔板,移液器及枪头(20μl、1ml)。

3. 试药及配制

(1)生理盐水,碳酸氢钠,酚红(分析纯),羧甲基纤维素钠(CMC-Na),吐温 -80,盐酸氨溴索颗粒。

(2)5% 碳酸氢钠溶液:称取 5g 碳酸氢钠,加入 100ml 纯水,振荡溶解。

(3)0.1% 酚红 - 碳酸氢钠溶液:称取 10mg 酚红,加入 10ml 的 5% 碳酸氢钠溶液,振荡溶解。

(4)2.5% 酚红生理盐水溶液:称取 2.5g 酚红,加入 100ml 生理盐水,振荡溶解。

(5)0.5% CMC-Na+0.4% 吐温 -80 溶液:称取 0.4g 吐温 -80、0.5g CMC-Na,溶于 100ml 灭菌生理盐水,搅拌混匀 37℃烘箱过夜溶解,4℃保存备用。

(6)0.15% 盐酸氨溴索溶液:称取 60mg 盐酸氨溴索颗粒,加入 30ml 空白溶媒(0.5% CMC-Na+0.4% 吐温 -80),振荡混匀,溶媒定容至 40ml。

【方法与步骤】

1. 酚红标准曲线制备　取 20μl 的 0.1% 酚红 - 碳酸氢钠溶液(1mg/ml),加入 980μl 的 5% 碳酸氢钠配制 20μg/ml 酚红标准溶液。然后以 5% 碳酸氢钠为溶剂,依次低比稀释配制 20µg/ml、10µg/ml、5µg/ml、2.5µg/ml、1µg/ml、0.5µg/ml 及 0.1µg/ml 标准溶液,于酶标仪 546nm 波长测定 OD 值。以 OD 值为纵坐标、酚红含量(µg/ml)为横坐标,绘制酚红标准曲线。

2. 实验动物分组给药 小鼠 4 只,禁食不禁水 12 小时后称重,随机分为空白对照组和盐酸氨溴索组(30mg/kg),每组 2 只(表 6-17)。小鼠分别灌胃给予空白溶媒或盐酸氨溴索溶液,给药体积 0.2ml/10g。

3. 呼吸道酚红分泌量测定 给药后 30 分钟,小鼠腹腔注射 2.5% 酚红生理盐水溶液(0.1ml/10g),30 分钟后采用颈椎脱臼法处死实验动物并固定。待小鼠体内血液凝固后,剪开颈部皮肤(无明显出血,以避免血液中酚红混入灌洗液),剥离气管周围组织,暴露气管。用 1ml 注射器(针尖剪平)吸取 0.8ml 的 5% 碳酸氢钠溶液缓慢注入气管内,然后轻轻吸出,来回灌洗 3 次。将气管灌洗液收集在 1.5ml 试管中,静置 10 分钟,取 200µl 透明红色上清液,加入 96 孔板,于酶标仪 546nm 处测定 OD 值。

【结果与处理】

1. 将上述观察到的小鼠气管灌洗液 OD 值填入表 6-17。通过酚红标准曲线回归方程,计算每只小鼠呼吸道酚红分泌量。

表 6-17 盐酸氨溴索对小鼠呼吸道酚红分泌量的影响

组别	性别	编号	体重 /g	给药体积 /ml	OD 值	酚红含量 /(µg·ml^{-1})
空白对照组	雄性	1				
	雌性	2				
盐酸氨溴索组	雄性	1				
	雌性	2				

2. 汇总实验结果,分别计算空白对照组和盐酸氨溴索组小鼠呼吸道酚红分泌量的平均数 ± 标准差(表 6-18)。统计学分析氨溴索的祛痰作用。

表 6-18 盐酸氨溴索对小鼠呼吸道酚红分泌量的促进作用

组别	编号	OD 值	酚红含量 /(µg·ml^{-1})	平均数 ± 标准差
空白对照组	1			
	2			
	3			
	4			
	5			
	6			
	7			
	8			
	9			
	10			

续表

组别	编号	OD 值	酚红含量 /(μg·ml⁻¹)	平均数 ± 标准差
盐酸氨溴索组	1			
	2			
	3			
	4			
	5			
	6			
	7			
	8			
	9			
	10			

【注意事项】

1. 小鼠给药后的处死时间必须准确。

2. 小鼠解剖时,气管周围的血液应立即用棉球吸净,气管周围组织应剥离干净。

3. 小鼠气管冲洗的碳酸氢钠用量要准确;冲洗动作要轻,以避免穿破气管和肺脏;并尽可能将灌洗液抽尽。

氨溴索对小鼠的祛痰作用(视频 6.7)

4. 气管灌洗时所用的 1ml 注射器的针尖应剪平。

【思考题】

1. 影响呼吸道酚红分泌量的主要因素有哪些?

2. 祛痰药的分类及其代表药物是什么?

3. 氨溴索的祛痰作用机制是什么?

(杜俊蓉)

实验 6.8　不同利尿药对家兔利尿作用的比较

【实验目的】

比较不同效能利尿药对家兔利尿的影响效果。

【实验原理】

常用的利尿药有:碳酸酐酶抑制药(carbonic anhydrase inhibitors),代表药为乙酰唑胺;渗透性利尿药(osmotic diuretics),代表药为甘露醇;袢利尿药(loop diuretics),代表药为呋塞米;噻嗪类利尿药(thiazide diuretics),代表药为氢氯噻嗪等;保钾利尿药(potassium retaining diuretics),代表药为螺内酯。

呋塞米为袢利尿药,利尿机制主要为抑制髓袢升支粗段 Na^+-K^+-$2Cl^-$ 共同转运载体,使 Na^+、Cl^- 重吸收减少,肾脏稀释功能降低,NaCl 排出量增多,同时使肾髓质间液渗透压降低,影响肾脏浓缩功能及减少集合管对水的重吸收,从而产生强大的利尿作用。

甘露醇为渗透性利尿药,其在体内不代谢,不易从血管渗透到组织液中,可以经过肾小球滤过,但不易被肾小管再吸收。静脉给药可升高血浆渗透压及肾小管管腔液的渗透压,发挥脱水和利尿的作用,是治疗脑水肿的首选。

【实验材料】

1. 实验动物　家兔 1 只,雌雄不限,体重 2.0~3.0kg。
2. 器材　婴儿台秤,兔手术台,哺乳动物手术器械,注射器,输尿管插管,棉线,量筒。
3. 试药及配制
(1) 20% 氨基甲酸乙酯溶液:称取 5g 氨基甲酸乙酯,加入 25ml 纯水,振荡溶解。
(2) 1% 呋塞米溶液:取呋塞米注射液原液(2ml:20mg),直接使用。
(3) 20% 甘露醇溶液:取甘露醇注射液原液(250ml:50g),直接使用。

【方法与步骤】

1. 家兔称重后,耳缘静脉注射 20% 氨基甲酸乙酯 5ml/kg,仰卧位固定于兔手术台上。
2. 腹部手术　在耻骨联合上方,沿正中线做约 3cm 的切口,沿腹白线剪开腹壁,将膀胱移出体外,暴露膀胱三角。辨认清楚膀胱结构后,在膀胱底部找到并分离两侧输尿管,在近膀胱端串线将输尿管结扎,在结扎线上方用眼科剪向肾脏方向剪开一个小口,将充满生理盐水的输尿管插管插入输尿管,用线结扎固定。另一侧输尿管采用相同方法插管,双侧插管游离端放入量筒中收集尿液,记录 5 分钟的尿量。注意保持插管与输尿管之间的畅通,避免堵塞。在腹部手术完毕后,用浸有 38℃ 的生理盐水纱布覆盖创面。
3. 耳缘静脉注射生理盐水 30~40ml,待尿液流出稳定后,记录 5 分钟的尿量,作为给药前的对照值。
4. 自耳缘静脉给予 20% 甘露醇溶液 1ml/kg,随后每 5 分钟收集并记录尿量,连续 6 次。
5. 耳缘静脉给予生理盐水补充排出的尿量,待尿液流出稳定后,静脉给予 1% 呋塞米溶液 0.5ml/kg,随后每 5 分钟收集并记录尿量,连续 6 次。

【结果与分析】

1. 将上述给予甘露醇、呋塞米后记录的尿量(ml/5min),记录入表 6-19。

表 6-19　甘露醇、呋塞米对家兔利尿效果的影响

药物	正常尿量 / (ml·5min⁻¹)	注射生理盐水后尿量 / (ml·5min⁻¹)	给药后尿量变化值 /(ml·5min⁻¹)					
			5min	10min	15min	20min	25min	30min
甘露醇								
呋塞米								

2. 汇总实验结果,计算单位时间内尿量增加数和标准差(表 6-20),对相同时间段两种药物的利尿效应进行统计学分析。

表 6-20　甘露醇、呋塞米对家兔利尿作用的比较

药物	给药后尿量变化值(平均数 ± 标准差)/ml					
	5min	10min	15min	20min	25min	30min
甘露醇						
呋塞米						

以尿量增加数值(ml)为纵坐标,以给药后不同时间(分钟)为横坐标作曲线图,比较甘露醇和呋塞米利尿作用的起效快慢、持续时间以及利尿效果。

【注意事项】

1. 输尿管周围小血管丰富,分离时需小心注意,减少出血,同时尽量减少牵拉,避免分离中受到刺激后管径变细。

2. 输尿管插管时避免插到血管和周围结缔组织中;避免输尿管损伤,因出血后血凝可堵塞插管;插管插入后应稳妥固定,以防止导管扭曲导致尿液导出不畅。

3. 静脉注射甘露醇、呋塞米后,一般在 1~3 分钟内发挥利尿作用,如未观察到尿液增加,需检查导管是否畅通。

4. 当前一药物作用消失,尿量恢复正常后方可注入第二种药物。

不同利尿药对家兔利尿作用的比较(视频 6.8)

5. 先给予甘露醇,该药对体内离子变化影响不大,不会影响后续的呋塞米的利尿效果。

【思考题】

1. 呋塞米、甘露醇发挥利尿作用的机制、特点、临床应用分别是什么?

2. 常用利尿药的分类、代表药、特点及相互之间的区别是什么?

(张　勇)

第七章 抗炎药物实验

实验 7.1 氢化可的松对小鼠腹腔毛细血管通透性的影响

【实验目的】

1. 学习复制小鼠腹腔毛细血管通透性增加的动物模型。
2. 观察氢化可的松改善小鼠腹腔毛细血管通透性增加的作用。

【实验原理】

冰醋酸属于弱酸,具有强烈的刺激性,注入小鼠腹腔可导致腹腔急性无菌性炎症,表现为腹痛、腹腔毛细血管通透性增加等炎症特点。氢化可的松属糖皮质激素类药物,具有较好的抗炎作用,能够减弱冰醋酸所致的腹腔毛细血管通透性增加。

【实验材料】

1. 实验动物 小鼠 15 只,体重 20~25g,雄性。
2. 器材 离心机,分光光度计。
3. 试药 0.5% 氢化可的松溶液,0.6% 冰醋酸溶液,0.5% 伊文蓝溶液。

【方法与步骤】

1. 分组并给予氢化可的松 将小鼠称重后随机分为甲、乙、丙组并编号,甲组小鼠腹腔注射 0.5% 氢化可的松(20mg/kg),乙、丙组小鼠腹腔注射等体积生理盐水。
2. 给予氢化可的松 30 分钟后,三组小鼠均尾静脉注射 0.5% 伊文蓝溶液(10ml/kg)。
3. 给予伊文蓝后随即为甲、乙组小鼠腹腔注射 0.6% 冰醋酸溶液(10ml/kg)。
4. 30 分钟后,颈椎脱臼法处死小鼠,腹腔注射 5ml 生理盐水,侧动鼠体 10 次,剪开腹部皮肤,通过腹膜吸取灌洗液 2ml,3 000r/min 离心 5 分钟,取上清液,分光光度计测定 590nm 波长处的吸光度,用 A_{590} 表示。

【结果与处理】

1. 将实验结果记入表 7-1。
2. 对甲、乙、丙三组的 A_{590} 进行统计学检验。

表 7-1　氢化可的松对小鼠腹腔毛细血管伊文蓝渗出的影响

组别	小鼠编号	A_{590}
甲组	1	
	2	
	3	
	4	
	5	
乙组	1	
	2	
	3	
	4	
	5	
丙组	1	
	2	
	3	
	4	
	5	

【注意事项】

1. 小鼠尾静脉注射难度较大,注入伊文蓝的量必须力求准确。
2. 腹腔注射冰醋酸时注射部位应一致,并确保注入腹腔。
3. 开腹时避免损伤血管,否则血液中的伊文蓝进入腹腔影响结果。
4. 腹腔冲洗要全面,保障获取充分的腹腔液。
5. 如腹腔冲洗液呈胶冻状浑浊,则应弃去。

氢化可的松对
小鼠腹腔毛细
血管通透性的
影响(视频 7.1)

【思考题】

1. 氢化可的松的不良反应有哪些?
2. 糖皮质激素类药物的作用机制是什么?
3. 判断毛细血管通透性的方法有哪些?

(龚其海)

实验 7.2　氢化可的松对家兔急性结膜炎的影响

【实验目的】

1. 学习家兔急性结膜炎模型的复制和评价方法。
2. 观察氢化可的松改善巴豆油诱发的家兔急性结膜炎的作用。

【实验原理】

巴豆油具有强烈的刺激性,滴入家兔眼结膜囊可引起结膜的急性无菌性炎症。氢化可的松属糖皮质激素类药物,具有较好的抗炎作用,通过观察氢化可的松治疗后结膜的炎症改善程度,以判断治疗效果。

【实验材料】

1. 实验动物　家兔 10 只,体重 2.2~2.5kg,雌雄兼用。
2. 器材　滤纸,电子天平,家兔固定器。
3. 试药　10% 巴豆油,醋酸氢化可的松滴眼液(3ml : 15mg),生理盐水。

【方法与步骤】

1. 复制家兔急性结膜炎模型　使用家兔固定器将家兔头部固定,轻提下眼睑,使结膜囊成杯状,左眼滴入 10% 巴豆油 2 滴(150μl),右眼滴入等体积生理盐水,在眼内保持 30 秒后用 3ml 生理盐水冲洗。

2. 观察氢化可的松对家兔急性结膜炎的改善作用　将家兔随机分为甲、乙两组,每组 5 只。致炎 30 分钟后,甲组家兔左眼滴入生理盐水 2 滴;乙组家兔左眼滴入醋酸氢化可的松滴眼液 2 滴(100μl)。

3. 根据以下表现判断结膜炎严重程度　①流泪:一般在滴入巴豆油后 15 分钟左右出现。以滤纸分别轻拭双眼眼泪,测量眼泪的重量判断眼泪量。于滴入巴豆油后 30 分钟开始,每 30 分钟重复观察一次,观察至 4 小时。②结膜充血、水肿及分泌物情况:根据表 7-2 对家兔结膜充血、水肿及分泌物情况进行评分,于滴入巴豆油后 30 分钟开始,每 30 分钟重复观察一次,观察至 4 小时。

表 7-2　家兔急性结膜炎结膜充血、水肿及分泌物评分表

指标	特点	评分 / 分
结膜充血	血管正常	0
	血管充血呈鲜红色	1
	血管充血呈深红色,血管不易辨别	2
	弥漫性充血呈紫红色	3
结膜水肿	无	0
	轻微水肿(包括瞬膜)	1
	明显水肿,伴部分眼睑外翻	2
	水肿致眼睑近半闭合	3
	水肿致眼睑大半闭合	4
分泌物	无	0
	少量分泌物	1
	大量分泌物,使眼睑和结膜粘连	2
	分泌物布满眼区	3

【结果与处理】

将实验结果记入表 7-3,并进行统计检验,判断氢化可的松对巴豆油诱发的家兔急性结膜炎的改善作用。

表 7-3　氢化可的松对巴豆油诱发的家兔急性结膜炎的影响

组别	编号	左右眼	眼泪量	结膜充血	结膜水肿	分泌物
甲组	1	左眼				
		右眼				
	2	左眼				
		右眼				
	3	左眼				
		右眼				
	4	左眼				
		右眼				
	5	左眼				
		右眼				
乙组	1	左眼				
		右眼				
	2	左眼				
		右眼				
	3	左眼				
		右眼				
	4	左眼				
		右眼				
	5	左眼				
		右眼				

【注意事项】

1. 各观察指标易受实验人员的主观性和熟练程度的影响,建议同一指标由同一人观察、记录。

氢化可的松对家兔急性结膜炎的影响(视频 7.2)

2. 实验中须准确控制 10% 巴豆油、醋酸氢化可的松滴眼液的给予量。

3. 各小组须严格控制观察时间的一致性。

【思考题】

1. 氢化可的松的药理作用有哪些?

2. 氢化可的松的临床用途有哪些?

3. 氢化可的松改善家兔急性结膜炎的机制是什么?

（龚其海）

实验 7.3　吲哚美辛对大鼠足趾肿胀的影响

【实验目的】

1. 学习大鼠炎症性足趾肿胀模型的复制方法和测量方法。
2. 掌握吲哚美辛的抗炎作用及作用机制。

【实验原理】

　　局部应用卡拉胶可引起炎症反应，前列腺素合成明显增加，导致局部血管扩张、通透性增强、组织水肿等炎症反应。吲哚美辛是强效非选择性的环氧合酶抑制剂，可减少前列腺素的合成，改善炎症反应。

【实验材料】

1. 实验动物　大鼠 10 只，体重 200~220g，雄性。
2. 器材　千分尺，标记笔，电子天平，注射器（1ml、5ml）。
3. 试药　0.2% 吲哚美辛溶液，1% 卡拉胶溶液，1% 戊巴比妥钠溶液。

【方法与步骤】

　　1. 实验分组　将 10 只大鼠随机分为对照组和吲哚美辛组，每组 5 只，并对大鼠进行编号。

　　2. 麻醉　1% 戊巴比妥钠溶液（30mg/kg）腹腔注射麻醉大鼠。

　　3. 复制足趾肿胀模型前，采用千分尺测量大鼠足趾厚度。

　　4. 吲哚美辛组大鼠腹腔注射 0.2% 吲哚美辛溶液（20mg/kg），对照组大鼠腹腔注射等体积生理盐水。

　　5. 30 分钟后，给所有大鼠右后足跖腱膜下注射 1% 卡拉胶溶液 0.1ml，复制炎症性足趾肿胀模型。

　　6. 分别于注射卡拉胶后 15 分钟、30 分钟、45 分钟、60 分钟、90 分钟用千分尺测量大鼠足趾的厚度，记录肿胀高峰时间和消退时间，比较吲哚美辛组和对照组的差异。

【结果与处理】

1. 将实验结果记入表 7-4。

表 7-4　吲哚美辛对角叉菜胶诱发的大鼠足趾肿胀的影响

组别	编号	足趾厚度 /mm					
		造模前	15min	30min	45min	60min	90min
对照组	1						
	2						
	3						
	4						
	5						

续表

组别	编号	足趾厚度 /mm					
		造模前	15min	30min	45min	60min	90min
吲哚美辛组	1						
	2						
	3						
	4						
	5						

2. 计算足趾肿胀度,即致炎后的足趾厚度与致炎前足趾厚度的差值。

3. 计算各时间点的肿胀度平均值与标准差,进行统计检验。

【注意事项】

1. 1% 卡拉胶溶液需 4℃贮存,24 小时内使用。

2. 尽力减小测量足趾厚度时的操作误差,固定测量点以及千分尺与足部接触的紧密度,多次测量由同一实验人员完成。

吲哚美辛对大鼠足趾肿胀的影响(视频 7.3)

【思考题】

1. 吲哚美辛的临床用途有哪些?

2. 吲哚美辛的不良反应有哪些?

(龚其海)

实验 7.4　吲哚美辛对小鼠耳肿胀的影响

【实验目的】

1. 学习二甲苯诱发的小鼠耳肿胀模型的复制方法。

2. 掌握吲哚美辛的抗炎作用及作用机制。

【实验原理】

吲哚美辛属非选择性环氧合酶抑制剂,对该酶具有较强的抑制作用,可显著抑制前列腺素的合成,对二甲苯等化学物质诱发的炎症具有良好的治疗作用。

【实验材料】

1. 实验动物　小鼠 10 只,体重 20~25g,雄性。

2. 器材　电子天平,直径 8mm 的打孔器,微量移液器,手术镊,组织剪,1ml 注射器。

3. 试药　0.5% 吲哚美辛溶液,二甲苯。

【方法与步骤】

1. 将小鼠随机分为对照组和吲哚美辛组,每组 5 只,吲哚美辛组腹腔注射 0.5% 吲哚美辛溶液(50mg/kg),对照组腹腔注射等体积生理盐水。

2. 30 分钟后,将致炎剂二甲苯 20μl 涂于小鼠右耳的前后两面复制耳肿胀模型,并对涂抹部位作好标记,以左耳为自身对照。

3. 1 小时后,采用颈椎脱臼法处死小鼠,沿耳廓基线剪下双耳,用直径 8mm 的打孔器分别在右耳涂抹二甲苯的部位及左耳对应部位打下圆耳片,千分尺测量耳片厚度并记录。

【结果与处理】

1. 计算左、右耳片厚度的差值,即耳肿胀度,记入表 7-5。
2. 对吲哚美辛组和对照组两组间差异显著性进行统计检验。

表 7-5　吲哚美辛对二甲苯诱发的小鼠耳肿胀的影响

组别	小鼠编号	左耳厚度 /mm	右耳厚度 /mm	耳肿胀度 /mm
对照组	1			
	2			
	3			
	4			
	5			
吲哚美辛组	1			
	2			
	3			
	4			
	5			

【注意事项】

1. 涂抹二甲苯的部位与打孔部位应一致。
2. 尽量缩短取耳、打孔的时间差,并及时测量。

【思考题】

1. 吲哚美辛缓减二甲苯诱发的小鼠耳肿胀模型的作用机制是什么?
2. 与阿司匹林相比,吲哚美辛具有哪些特点?
3. 吲哚美辛有哪些药理作用?

吲哚美辛对小鼠耳肿胀的影响(视频 7.4)

(龚其海)

第八章 化学治疗药物实验

实验 8.1　链霉素的毒性反应及解救方法

【实验目的】

观察链霉素对小鼠的毒性反应及氯化钙的解救作用。

【实验原理】

链霉素为氨基糖苷类抗生素，用量过大会引起神经肌肉阻滞的急性毒性反应，主要表现为骨骼肌松弛、四肢无力、呼吸困难，甚至呼吸麻痹而死亡。链霉素中毒反应机制为：大剂量链霉素与血液中的钙离子络合，使体内游离钙离子浓度下降、神经肌肉接头突触前膜的钙离子内流明显减少，引起胆碱能神经递质——乙酰胆碱的释放减少，从而导致神经兴奋传递障碍。因此，钙离子可有效对抗链霉素的毒性反应。本实验观察过量链霉素介导的小鼠急性毒性反应，以及氯化钙对链霉素中毒小鼠的保护作用。

【实验材料】

1. 实验动物　小鼠 6 只，雌雄各半，体重 18~22g。
2. 器材　1ml 注射器，万分之一电子天平，体重秤。
3. 试药及配制

(1)生理盐水，硫酸链霉素(分析纯)，氯化钙(分析纯)。

(2)4% 硫酸链霉素溶液：称取 0.4g 硫酸链霉素，加入 10ml 蒸馏水，振荡溶解，避光 4℃保存备用。

(3)5% 氯化钙溶液：称取 0.5g 氯化钙，加入 10ml 蒸馏水，振荡溶解。

【方法与步骤】

1. 实验动物分组及给药　小鼠 6 只，禁食不禁水 12 小时后标记编号、称重，随机分为正常对照组、链霉素组、链霉素 / 氯化钙组，每组 2 只(表 8-1)。观察小鼠给药前的一般正常状态。
2. 链霉素中毒反应的观察　链霉素组和链霉素 / 氯化钙组小鼠腹腔注射 4% 硫酸链霉素溶液(8mg/kg)，给药体积 0.2ml/10g。正常对照组腹腔注射等体积生理盐水。仔细观察小鼠给药后的中毒反应症状(呼吸功能、四肢肌张力及翻正反射改变)及出现时间。
3. 链霉素中毒的解救　待链霉素 / 氯化钙组小鼠翻正反射消失等链霉素中毒症状出现

后,即刻腹腔注射 5% 氯化钙(5mg/kg)实施解救,给药体积 0.1ml/10g;正常对照组和链霉素组小鼠腹腔注射等体积生理盐水。仔细观察氯化钙解救后小鼠中毒反应的变化情况。

【结果与处理】

1. 将三组小鼠给药后的反应记录于表 8-1。

2. 综合全班的实验结果。通过对比分析正常对照组、链霉素组、链霉素 / 氯化钙组小鼠给药后的反应差异,了解链霉素的毒性反应以及钙剂的解救作用。

表 8-1　小鼠链霉素中毒反应及氯化钙的解救作用

组别	编号	体重 /g	链霉素 /ml	氯化钙 /ml	实验动物反应(呼吸、四肢张力、翻正反射)	
					救治前	救治后
正常对照组	1					
	2					
链霉素组	1					
	2					
链霉素 / 氯化钙组	1					
	2					

【注意事项】

1. 不同给药途径给予链霉素,其中毒反应出现时间有差异。在腹腔注射给药时,小鼠大约 2 分钟开始出现链霉素的中毒反应,并逐渐加重。

2. 实验前做好解救中毒小鼠的准备工作。待小鼠翻正反射消失后,立即给予氯化钙进行解救,以避免死亡。

3. 静脉注射钙剂对链霉素中毒的解救效果最好,但在链霉素中毒小鼠尾静脉给药难度较大。氯化钙腹腔注射给药后,链霉素中毒小鼠一般在 3 分钟左右出现明显缓解。

4. 钙剂用于链霉素中毒小鼠解救时,应缓慢推注,避免高钙惊厥。

【思考题】

1. 链霉素的不良反应有哪些?

2. 链霉素中毒反应的机制是什么?

3. 氯化钙解救小鼠链霉素中毒的作用机制是什么?

4. 除氯化钙以外,可否用其他药物解救链霉素的中毒?

链霉素的毒性反应及解救方法
(视频 8.1)

(杜俊蓉)

实验 8.2　氟尿嘧啶体外抗肿瘤作用(CCK-8)

【实验目的】

1. 观察氟尿嘧啶体外抗肿瘤作用并测定其半数抑制浓度(IC_{50})。

2. 学习细胞体外培养方法及 CCK-8 法检测原理。

【实验原理】

细胞增殖的研究方法主要包括 MTT、XTT、MTS 及 CCK-8 法。其中,CCK-8 法是使用 CCK-8(cell counting kit-8)试剂检测细胞增殖能力和药物毒性的方法。CCK-8 检测细胞增殖的基本原理:该试剂中含有 WST-8〔化学名称:2-(2-甲氧基 4-硝基苯基)-3-(4-硝基苯基)-5-(2,4-二磺酸苯)-2H-四唑单钠盐〕,它在电子载体 1-甲氧基 -5-甲基吩嗪硫酸二甲酯(1-methoxy-5-methylphenazinium methyl sulfate,MPMS)的作用下被细胞中的脱氢酶还原为具有高水溶性的黄色甲瓒染料,生成的甲瓒量与活细胞数量成正比。因此可利用这一特性直接进行细胞增殖和毒性分析。氟尿嘧啶为一种抗代谢类抗肿瘤药物,是细胞周期特异性药,主要通过阻断尿嘧啶脱氧核苷向胸腺嘧啶脱氧核苷的转变,影响细胞内的 DNA 的合成,对实体瘤有良好疗效。本实验采用 CCK-8 法测定氟尿嘧啶对体外培养人乳腺癌 BT549 生长的影响,观察氟尿嘧啶的体外抗肿瘤作用并计算 IC_{50}。

【实验材料】

1. 细胞   人乳腺癌 BT549 细胞。

2. 器材   细胞培养箱,超净台,酶标仪,常温离心机,倒置显微镜,多孔道移液枪(100μl),单孔道移液枪及枪头(10μl、200μl、1 000μl)、细胞培养瓶(T25),无菌离心管(15ml、50ml),96 孔板,细胞计数板,试管架。

3. 试药及配制

(1)胎牛血清,RPMI 1640 完全培养液,0.4% 锥虫蓝溶液,0.25% 胰蛋白酶 -EDTA 溶液(含酚红),青 - 链双抗(青霉素 - 链霉素溶液,10 000U/ml),氯化钠(分析纯),氯化钾(分析纯),磷酸二氢钾(分析纯),磷酸氢二钠(分析纯),氟尿嘧啶,二甲基亚砜(dimethyl sulfoxide,DMSO;细胞用级别),CCK-8 试剂盒。

(2)RPMI 1640 完全培养基:按 90∶10∶1 比例分别加入 RPMI 1640 基本培养液、胎牛血清与青 - 链双抗,振荡混匀即得。

(3)0.01mol/L PBS:称取 8g 氯化钠,0.2g 氯化钾,1.44g 磷酸氢二钠,0.24g 磷酸二氢钾,加入 1 000ml 灭菌蒸馏水,振荡溶解。

(4)氟尿嘧啶(1 000mmol/L)溶液:称取 13mg 氟尿嘧啶,加入 100μl DMSO,振荡溶解。

【方法与步骤】

1. 细胞培养   使用 RPMI 1640 完全培养基,于 37℃、5% CO_2 细胞培养箱中培养人乳腺癌 BT549 细胞。每天在倒置显微镜下观察细胞生长情况,隔 2 天换一次培养液。待培养瓶(T25)中细胞生长到 80%~90% 融合时,进行细胞传代或收集细胞铺板培养。

2. 细胞消化   取对数生长期的细胞,吸弃培养基,加入 1ml 的 0.25% 胰蛋白酶 -EDTA 溶液,于 37℃培养箱中孵育消化 1 分钟左右(以显微镜下细胞触角回收变圆、轻拍瓶壁见细胞脱落为准)。加入 2ml 培养液以终止消化,用移液枪轻轻吹打成单细胞悬液,并转移至 15ml 离心管,1 000r/min 常温离心 3~5 分钟。

3. 细胞计数   吸去上清液,加入 1ml 培养液吹打使之均匀,取少量细胞悬液稀释,加入 0.4% 锥虫蓝溶液,取 10μl 加在细胞计数板,于显微镜下计数活细胞(锥虫蓝不着色的为活细胞)。

4. 细胞铺板 调整细胞悬液浓度为 1×10^4 个/ml,种板,96 孔板每孔 100μl 细胞悬液,于 37℃培养箱中培养 24 小时。

5. 药物处理 取氟尿嘧啶储备液 2μl,用细胞培养液稀释为 1 000μmol/L,再通过低比稀释方法配制系列浓度的工作液(1 000μmol/L、800μmol/L、400μmol/L、200μmol/L、100μmol/L、50μmol/L、25μmol/L、10μmol/L)。将细胞培养液吸弃,加入含以上不同浓度氟尿嘧啶的培养液,同时设置阴性对照孔(只加细胞)和空白对照孔(只加完全培养基),于 37℃培养箱中继续培养。每组都做 6 个复孔(表 8-2)。

6. 细胞吸光度测定 加药 24 小时后,吸弃含氟尿嘧啶的培养液,更换不含药新培养液,向每孔加入 10μl 的 CCK-8 溶液,于 37℃培养箱孵育 1 小时,在酶标仪 450nm 波长测定吸光度。

【结果与处理】

1. 将实验结果填入表 8-2。根据吸光度计算各药物浓度的 BT549 细胞生长抑制率。

$$生长抑制率\% = \left[(A_c - A_s) / (A_c - A_b) \right] \times 100\%$$

其中,A_c 为阴性对照孔吸光度(含细胞、培养基、CCK-8 溶液);A_s 为药物孔吸光度(含细胞、培养基、药物溶液和 CCK-8 溶液);A_b 为空白对照孔吸光度(含培养基、CCK-8 溶液)。

表 8-2 氟尿嘧啶对人乳腺癌 BT549 细胞生长的抑制作用

药物浓度/ (μmol·L^{-1})	吸光度						抑制率/%					
	1	2	3	4	5	6	1	2	3	4	5	6
1 000												
800												
400												
200												
100												
50												
25												
10												
阴性对照												
空白对照												

2. 将不同浓度氟尿嘧啶对乳腺癌细胞的生长抑制率代入软件,计算药物作用 24 小时后,对人乳腺癌细胞生长的 IC_{50}。

【注意事项】

1. 细胞培养需严格按照无菌操作要求进行。

2. 细胞计数时注意使细胞分散为单个细胞,计数格中每个大格的细胞数宜在 20~60 个之间,从而保证计数准确。

3. 细胞悬液和药物溶液加量要准确。

4. 胰酶消化细胞时需注意观察并选择最佳消化时间。

氟尿嘧啶体外抗
肿瘤作用(CCK-8)
(视频8.2)

【思考题】

1. 细胞毒性的常用检测方法特点是什么?

2. CCK-8 法测定抗肿瘤药物 IC_{50} 的优点是什么?

3. 氟尿嘧啶抗肿瘤作用机制是什么?

4. 氟尿嘧啶 IC_{50} 检测时,肿瘤细胞与药物共培养时间确定的依据是什么?

(杜俊蓉)

实验 8.3 紫杉醇对肿瘤细胞周期的影响(FCM)

【实验目的】

采用流式细胞术(flow cytometry,FCM)检测紫杉醇对肿瘤细胞周期的影响,分析其抗肿瘤作用机制。

【实验原理】

细胞周期是指细胞从第一次分裂结束产生新细胞到第二次分裂结束所经历的全过程,分为分裂间期(I 期)和分裂期(M 期)两个阶段。依据 DNA 合成的不同阶段,细胞分裂间期又依次分为 DNA 合成前期(G_1 期)、DNA 合成期(S 期)和 DNA 合成后期(G_2 期)。当细胞脱离增殖周期,细胞停止分裂进入 G_0 期。处于增殖周期中的细胞,在细胞周期不同时相的 DNA 含量分布在二倍体～四倍体(2n~4n)之间。荧光染料碘化丙啶(propidium iodide,PI)可嵌入双螺旋脱氧核糖核酸(DNA)结构。流式细胞术(FCM)是细胞 DNA 含量检测的常用方法。FCM 检测到的与 DNA 结合的 PI 荧光强度可直接反映细胞内 DNA 含量,从而测定细胞周期的不同时相:G_0/G_1 期细胞具有二倍体细胞的 DNA 含量(2n),G_2/M 期细胞具有四倍体细胞的 DNA 含量(4n),S 期细胞的 DNA 含量介于 2n 和 4n 之间。此外,细胞发生凋亡时可激活 DNA 内切酶,使 DNA 断裂,导致 PI 嵌入减少、荧光强度减弱,因此 FCM 也可观察到 sub-$G_{0/1}$ 峰(DNA 含量小于 2n)。

抗肿瘤药物紫杉醇可阻止细胞微管的解聚,破坏细胞微管和微管蛋白二聚体之间的动态平衡,进而导致微管束的异常排列,抑制细胞形成功能性的纺锤体和纺锤丝,阻止细胞分裂。本实验通过 FCM 检测紫杉醇对细胞周期的影响,验证紫杉醇抗肿瘤作用机制。

【实验材料】

1. 细胞   人卵巢癌 A2780 细胞。

2. 器材   细胞培养箱,超净台,细胞计数板,T25 细胞培养瓶,6 孔细胞培养板,无菌离心管(15ml、50ml),离心机,涡旋仪,金属浴,尼龙网格(40μm),移液枪及枪头(10μl、1ml),流式细胞管,流式细胞仪。

3. 试药及配制

(1)DMEM 完全培养基:按 90∶10∶1 的比例分别加入 DMEM 基本培养液、胎牛血清、

青 - 链双抗配制 DMEM 完全培养基。

（2）青 - 链双抗（青霉素 - 链霉素溶液，10 000U/ml），核糖核酸酶 I（10mg/ml），PI 染料（1mg/ml）。

（3）0.01mol/L PBS：分别称取分析纯的 8g NaCl、0.2g KCl、1.44g Na_2HPO_4、0.24g KH_2PO_4，溶于 1 000ml 灭菌超纯水，振荡溶解。

（4）0.05% 胰蛋白酶 -EDTA 溶液：0.5g/L 胰蛋白酶（1∶250）和 0.2g/L EDTA。

（5）1mmol/L 紫杉醇储备液：称取 1mg 紫杉醇粉末，溶解于 1.15ml 二甲基亚砜（DMSO，分析纯）配制成 1mmol/L 紫杉醇储备液，分装 100μl/ 管，−20℃保存。

（6）紫杉醇工作液：将紫杉醇储备液放入 37℃金属浴中加热 5 分钟，加热期间高速涡旋振荡三次（10s/ 次），用 DMEM 完全培养基分别配制高浓度（1μmol/L）与低浓度（0.1μmol/L）紫杉醇工作液。

（7）70% 乙醇：取无水乙醇（分析纯）和超纯水按照体积比 7∶3 配制。

【方法与步骤】

1. 人卵巢癌 A2780 细胞使用 DMEM 完全培养基，在 37℃、5% CO_2 培养箱中贴壁培养。取对数生长期的细胞（细胞汇合度近 80%），经胰蛋白酶 -EDTA 溶液消化后计数。调整细胞密度为 5×10^5 个 /ml，每孔 2ml 接种于 6 孔培养板，放入培养箱，2 小时后细胞贴壁。

2. 设置空白对照组（DMSO）和高、低浓度紫杉醇处理组（n=3/ 组），加药继续培养 24 小时。

3. 胰蛋白酶 -EDTA 溶液消化贴壁细胞，收集细胞于 15ml 离心管，1 000r/min 离心 10 分钟。

4. 弃上清，200μl PBS 轻轻重悬细胞数次。

5. 将细胞重悬液缓慢滴加至 5ml 预冷的 70% 乙醇中，并伴随使用涡旋仪轻轻混合减小细胞聚集。

6. 4℃或者置于冰上固定细胞至少 2 小时。

7. 1 000r/min 离心 10 分钟，弃上清，用预冷的 PBS 重复清洗 2 次。

8. 细胞重悬于 0.5ml PBS，加入 5μl 核糖核酸酶 I（10mg/ml），使用涡旋仪轻轻混匀，室温静止 15 分钟，每间隔 5 分钟使用涡旋仪轻轻混合 2 次（2s/ 次）。

9. 细胞加入 5μl 的 PI 溶液（1mg/ml），使用涡旋仪轻轻混匀，避光放置室温 15 分钟，每间隔 5 分钟使用涡旋仪轻轻混合 2 次（2s/ 次）。

10. 40μm 尼龙网格过滤细胞后，使用流式细胞仪（激发波长 488nm）、红色荧光通道 FL2 依次检测各组样品以检测细胞周期。

【结果与处理】

1. 使用软件分析细胞周期各时相分布的百分率。将细胞周期各时相分布的百分率填入表 8-3。

2. 汇总实验结果，分别计算空白对照组、紫杉醇低剂量组（0.1μmol/L）和紫杉醇高剂量组（1.0μmol/L）细胞周期各时相分布百分率的平均数 ± 标准差（表 8-3）。统计分析紫杉醇对 A2780 细胞周期的阻断作用。

表 8-3　紫杉醇对人卵巢癌 A2780 细胞周期的影响

组别	药物浓度 ($\mu mol \cdot L^{-1}$)	细胞编号	细胞周期 /%				平均数 ± 标准差
			sub-$G_{0/1}$	$G_{0/1}$	S	G_2/M	
空白对照	0	1					
		2					
		3					
紫杉醇	0.1	1					
		2					
		3					
紫杉醇	1.0	1					
		2					
		3					

【注意事项】

1. 细胞经乙醇固定后,可保存数周后再进行染色实验。

2. 与活细胞相比,细胞固定后的沉积相对松散,吸出上清液时,操作需小心,以减少细胞丢失的风险。

3. 不同细胞的聚集程度有区别,可视具体细胞考虑是否在步骤 4 使用 2% 胎牛血清重悬细胞,以减少细胞聚集。

4. 碘化丙啶的使用浓度是流式细胞术基于"DNA 含量"检测分析细胞周期的关键实验因素,实验中可参照具体细胞种类调整其使用浓度。

【思考题】

1. 碘化丙啶染色需要加入核糖核酸酶 I 的原因是什么?

2. 紫杉醇诱导肿瘤细胞周期变化的作用机制是什么?

3. 基于"单参数 DNA 含量"检测的流式细胞术用于细胞周期分析有哪些缺点?

紫杉醇对肿瘤细胞周期的影响(FCM)(视频 8.3)

（杜俊蓉）

实验 8.4　顺铂对肿瘤细胞 DNA 的影响（TUNEL）

【实验目的】

采用原位末端脱氧核苷酸转移酶介导的 dUTP 缺口末端标记(terminal deoxynucleotidyl transferase-mediated dUTP nick end labeling, TUNEL)法检测顺铂诱导的肿瘤细胞 DNA 损伤作用,分析其抗肿瘤作用机制。

【实验原理】

细胞毒类抗肿瘤药——顺铂是以二价铂为中心,与两个氯原子和两个氨基结合形成的重金属络合物,主要通过破坏 DNA 结构与功能而发挥抗肿瘤作用,属于细胞周期非特异性药物。顺铂进入细胞后,先将氯原子解离,再与 DNA 链的碱基形成交叉联结,从而阻碍 DNA 复制和转录,最终导致细胞死亡。当细胞凋亡启动时,细胞核的 DNA 在核酸水解酶的作用下发生规律性断裂,产生大量的 DNA 片段。细胞凋亡时 DNA 损伤的检测方法包括 DAPI 染色法、Southern blot 法、彗星实验、免疫荧光及 TUNEL 法等。其中,TUNEL 法是在末端脱氧核苷酸转移酶(TdT)的催化下,在 DNA 片段的 3'-OH 末端掺入荧光探针标记的 dUTP,通过荧光显微镜或流式细胞仪检测 TUNEL 阳性细胞的比例来判断细胞凋亡的发生情况。本实验采用 TUNEL 法检测顺铂诱导肿瘤细胞凋亡时产生的 DNA 断裂,分析其抗肿瘤作用机制。

【实验材料】

1. 细胞　人卵巢癌 A2780 细胞。

2. 器材　细胞培养箱,超净台,细胞计数板,T25 细胞培养瓶,24 孔细胞培养板,无菌离心管(15ml、50ml),盖玻片,载玻片,移液枪及枪头(10μl、200μl、1ml),涡旋仪,金属浴,通风橱,荧光显微镜。

3. 试药及配制

(1)DMEM 完全培养基:按 90:10:1 的比例分别加入 DMEM 基本培养液、胎牛血清、青 - 链双抗配制 DMEM 完全培养基。

(2)青 - 链双抗(青霉素 - 链霉素溶液,10 000U/ml),4% 多聚甲醛,荧光猝灭封片液,无色指甲油。

(3)0.01mol/L PBS:称取 8g NaCl,0.2g KCl,1.44g Na_2HPO_4,0.24g KH_2PO_4,溶于 1 000ml 灭菌蒸馏水,振荡溶解。

(4)0.05% 胰蛋白酶 -EDTA 溶液:0.5g/L 胰蛋白酶(1:250)和 0.2g/L EDTA。

(5)5mmol/L 顺铂储备液:称取 1mg 顺铂粉末,溶解于 666μl 二甲基亚砜(DMSO,分析纯)配制成 5mmol/L 顺铂储备液,分装成 100μl/ 管,-20℃保存。

(6)顺铂工作液:将顺铂储备液放入 37℃金属浴中加热 5 分钟,加热期间高速涡旋振荡三次(10s/ 次),用 DMEM 完全培养基分别配制成高浓度(20μmol/L)与低浓度(2μmol/L)顺铂工作液。

(7)DAPI 工作液(0.1μg/ml):取 1mg/ml DAPI,溶于 0.01mol/L PBS 中,配制成 0.1μg/ml 的工作液。

(8)TUNEL 试剂:按照试剂盒说明书配制 TdT 酶和荧光标记液。

(9)0.2% Triton X-100:先使用 0.01mol/L PBS 稀释 Triton 原液至 10%,混匀(避免引入过多气泡),室温静置 1 小时后,再使用 0.01mol/L PBS 梯度稀释至终浓度为 0.2% Triton X-100 工作液。

【方法与步骤】

1. 取无菌盖玻片放置于 24 孔板孔底,每孔 1ml PBS 缓慢清洗 3 次。

2. 使用 DMEM 完全培养基,在 37℃、5% CO_2 培养箱中贴壁培养 A2780 细胞。取对数生长期的细胞(细胞汇合度近 80%),经胰蛋白酶 -EDTA 溶液消化后计数。细胞计数后,调整细胞密度为 2×10^5 个 /ml,每孔 0.5ml 接种于 24 孔细胞培养板,放入培养箱,2 小时后细胞贴壁。

3. 设置空白溶媒组(DMSO)和高、低剂量顺铂处理组,每组设置 3 个平行孔,加药继续培养 2 天。

4. 弃去细胞培养液,每孔 1ml PBS 缓慢清洗 3 次。

5. 通风窗中,使用 4% 多聚甲醛室温固定细胞 10 分钟,每孔 1ml PBS 缓慢清洗 3 次。

6. 0.2% Triton X-100 室温通透细胞 10 分钟,每孔 1ml PBS 缓慢清洗 3 次。

7. 依据样品数目配制合适体积的 TUNEL 检测液(参考试剂盒说明书),充分混匀。

8. 按照每孔 50μl TUNEL 检测液加入 24 孔细胞板,室温避光,摇床上缓慢孵育 60 分钟。

9. 弃去 TUNEL 检测液,每孔 1ml PBS 摇床快速清洗 3 次,每次 5 分钟。

10. 按照每孔 50μl DAPI(0.1μg/ml)染色细胞 2 分钟,每孔 1ml PBS 缓慢清洗 3 次。

11. 取 10μl 荧光猝灭封片液滴加于载玻片,将载有细胞的盖玻片使用吸水纸吸干后,倒置于载玻片上。

12. 便于长期保存样本,使用指甲油涂抹在盖玻片四周,避光保存 30 分钟。

13. 将细胞置于荧光显微镜下观察,使用 DAPI 蓝色通道和 TUNEL 绿色荧光通道(波长范围为 450~500nm)分别收集总细胞核和 TUNEL 阳性的细胞核数。DMSO 对照组和药物处理组每孔至少选择 5 个代表性的图像区域(ROI),且每组的总细胞核数目不少于 200 个。

【结果与处理】

1. 将上述观察到的各组 TUNEL 阳性细胞核数和总细胞核数分别记录于表 8-4、表 8-5 和表 8-6。

2. 汇总各组细胞 TUNEL 阳性细胞核数和总细胞核数记录于表 8-7。

3. 分别计算各孔 TUNEL 阳性细胞的百分率及各组 TUNEL 阳性细胞百分率的平均数 ± 标准差(表 8-8)。统计学分析顺铂诱导人卵巢癌 A2780 细胞的 DNA 损伤作用。

表 8-4　DMSO 对照组 TUNEL 阳性细胞核数和总细胞核数

图像 ROI	细胞复孔 1		细胞复孔 2		细胞复孔 3	
	TUNEL+ 细胞核数	总细胞核数	TUNEL+ 细胞核数	总细胞核数	TUNEL+ 细胞核数	总细胞核数
1						
2						
3						
4						
5						
总和						

表 8-5　低剂量顺铂组 TUNEL 阳性细胞核数和总细胞核数

图像 ROI	细胞复孔 1		细胞复孔 2		细胞复孔 3	
	TUNEL$^+$ 细胞核数	总细胞核数	TUNEL$^+$ 细胞核数	总细胞核数	TUNEL$^+$ 细胞核数	总细胞核数
1						
2						
3						
4						
5						
总和						

表 8-6　高剂量顺铂组 TUNEL 阳性细胞核数和总细胞核数

图像 ROI	细胞复孔 1		细胞复孔 2		细胞复孔 3	
	TUNEL$^+$ 细胞核数	总细胞核数	TUNEL$^+$ 细胞核数	总细胞核数	TUNEL$^+$ 细胞核数	总细胞核数
1						
2						
3						
4						
5						
总和						

表 8-7　顺铂诱导人卵巢癌细胞 TUNEL 阳性细胞核数和总细胞核数

组别	顺铂浓度 / ($\mu mol \cdot L^{-1}$)	细胞复孔 1		细胞复孔 2		细胞复孔 3	
		TUNEL$^+$ 细胞核数	总细胞核数	TUNEL$^+$ 细胞核数	总细胞核数	TUNEL$^+$ 细胞核数	总细胞核数
DMSO	0						
顺铂	2						
顺铂	20						

表 8-8　顺铂诱导的人卵巢癌细胞 DNA 损伤

组别	顺铂浓度 / ($\mu mol \cdot L^{-1}$)	细胞复孔 1 TUNEL$^+$ 百分率 /%	细胞复孔 2 TUNEL$^+$ 百分率 /%	细胞复孔 3 TUNEL$^+$ 百分率 /%	平均数 ± 标准差
DMSO	—				
低剂量	2				
高剂量	20				

【注意事项】

1. TUNEL 检测液孵育的时间需要优化,一般不超过 60 分钟,避免产生非特异性的荧光。

2. 细胞发生 DNA 损伤和细胞凋亡,细胞贴壁减弱,所以处理细胞时操作需要轻缓,避免细胞在 PBS 清洗以及移去细胞培养液过程中大量丢失。

3. 荧光素在光照下会淬灭,显示出荧光强度的减弱,TUNEL 检测液孵育及其后续操作均需要避光操作。

4. 实验方案需要根据所使用的细胞类型进行调整(如细胞铺板数量和药物处理时间)。

顺铂对肿瘤细胞 DNA 的影响
(视频 8.4)

【思考题】

1. 不同剂量顺铂诱导 TUNEL 染色阳性细胞百分率差异的机制是什么?

2. 细胞凋亡的定义、特征以及其与细胞坏死的区别是什么?

3. 在肿瘤细胞 DMSO 对照组观察到 TUNEL 染色阳性结果的原因是什么?

(杜俊蓉)

附录一　药理学实验常用动物

药理学的发展与动物实验(animal experiments)密不可分。特别是医学科学从"经验医学"进入"实验医学"阶段后,动物实验方法的采用解决了许多以往凭经验无法解决的实际问题,实现了许多重大医学理论的突破,获得了药理学研究中革命性的发现,比如抗生素、麻醉剂和激素的使用,化学致癌物的发现等等。最初,凡是科学研究中使用的动物通称为实验动物,现在对实验动物有了严格的定义:实验动物(laboratory animals)是指经人工培育,遗传背景明确或来源清楚,对其携带的微生物、寄生虫实行控制,用于科学研究、教学、生产、检验、检定以及其他科学实验的动物。它们不同于野生动物、经济动物或观赏动物,是根据科学研究需要在实验室条件下,有目的、有计划进行人工驯养、繁殖和科学培育而获得的动物。因此,实验动物具有区别于其他动物的三大特点:①明确的遗传背景和生物学特性;②体内的微生物和寄生虫被人为控制;③对外界刺激敏感和反应均一。这些特点是动物实验结果具有良好的科学性、可靠性和可重复性的基本前提。目前,实验动物被广泛应用于生物、医药、农业、化工和军事等领域,更是药理学现代研究的重要支撑。

一、实验动物福利和伦理

随着社会进步和文明程度的不断提高,善待和关爱动物逐渐成为人类社会的共识。实验动物作为特殊的动物群体,在医学发展中不可或缺。人类在利用实验动物开展科学研究、为人类健康服务的同时也在思考如何合理地保护实验动物,确保实验动物应有的福利,并通过实验动物伦理对此进行约束和规范,在"尊重生命"的原则下,科学、合理、人道地使用动物。

(一) 实验动物福利

动物福利(animal welfare)的概念最初由休斯(Hughes)于1976年提出,他将农场动物与环境协调一致的精神和生理完全健康的状态定义为动物福利。目前国际上普遍认可的动物福利包括以下五项基本权利。

1. 生理福利　动物享有不受饥渴的权利,我们应当为动物提供适当的清洁饮水和保持其健康与精力所需的食物,使之免受饥渴。

2. 环境福利　动物享有生活舒适的权利,我们应当为动物提供适当的房舍或栖息场所,使之能够舒适地休息和睡眠,免受困顿不适。

3. 卫生福利　动物享有不受痛苦伤害和疾病的权利,我们应当为动物做好防疫和及时诊治,使之免受疼痛、伤害和疾病。

4. 心理福利　动物享有生活无恐惧和悲伤的权利,我们应当保证动物拥有良好的条件和处置(包括宰杀),使之免受恐惧和精神上的痛苦。

5. 行为福利　动物享有表达天性的权利,我们应当为动物提供足够的空间、适当的设施以及与其同类在一起,使之能够自由表达天性。

这五项内容也称为动物福利的"五大原则""五大自由",体现了对动物生理需求和心理需求的满足。实验动物福利有着其特殊性,在这五大原则基础上,须增加"有益于科学研究"这一要求,即生理健康、心理快乐和有益于科学研究,才是实验动物福利的完整内涵。如果某项技术一方面能使实验动物更加健康快乐,另一方面却增加了研究的复杂性和成本,延长了研究周期或带来其他不利影响,此时决定实验动物福利实现途径和水平的关键在于研究者如何平衡实验动物生命价值和科研价值之间的关系,而不仅仅是人类和实验动物的感受。同时,"动物福利"和"有益于科学研究"之间必然具有统一性。动物福利是影响实验结果科学性和准确性的重要因素。实验动物是为了科学研究目的而在符合一定要求的环境条件下饲养的动物,其整个生命过程完全受到人为的控制,并在人为控制的条件下承受实验处理。因此,如何保证实验动物福利,不仅是实验动物自身的需求,也是保证动物实验结果可靠的基本要求。

(二) 实验动物伦理

伦理原指人与人之间以道德手段调节的种种关系,以及处理人与人之间相互关系应当遵循的道德和规范。当将人们相互关系扩展到人类与实验动物相互关系中应遵循的道德和规范标准时,就是实验动物伦理(laboratory animal ethics)。

很多动物实验都会给动物带来生理、心理伤害甚至死亡。作为科学研究,这是不可避免的;但从动物的角度,显然违背了动物应该享有的五大自由。毒性测试可能是使用动物数量最多的动物实验项目,最典型的 LD_{50} 测定使用大量实验动物的同时将动物死亡作为观察终点,动物在死亡前还可能遭受恶心、口渴、腹痛、腹泻、高热等不适;有时,医学研究需要在动物身上建立人类疾病(包括心理疾病)模型,观察疾病的发生、发展,探寻病因、机制,或者测试药物的疗效,在此过程中动物不得不忍受疾病带来的生理和心理的痛苦,并在实验结束时为了获得组织样本而被处死;实验教学中,被用于教师示范和学生练习的动物将面对陌生嘈杂的环境,经受生疏且不甚规范的操作直至被处死……那么,如何面对这些问题呢? 那就是遵从实验动物伦理的基本原则,即"尊重生命,科学、合理、人道地使用动物"。在具体工作中,主要体现为动物实验伦理审查制度,通过综合评价人类利益和动物福利,为动物实验研究与伦理道德的冲突提供一条折中的道路。

1. 尊重动物生命原则　动物伦理要求充分考虑动物的利益,善待动物防止或减少动物的应激、痛苦、伤害和死亡;制止针对动物的野蛮行为;采取痛苦最少的方式处置动物。相关人员应接受实验动物基本知识和操作技能的培训,其中包括对生物安全防护知识和技能的培训,同时配备个人安全防护装备。

2. 必要性原则　动物伦理要求各类实验动物的饲养、应用或处置必须有充分的理由为前提。

3. 利益平衡原则　动物伦理要求动物实验应遵从当代社会公认的道德伦理价值观,在全面客观地评估动物所受的伤害和应用者由此可能获取的利益基础上进行,兼顾动物和人类利益。

另外,在推动我国实验动物伦理与国际接轨时,应反对极端的动物权利保护主义,坚持动物与人法律地位不能平等,遵守我国法律法规,采用符合我国国情的分类、分步实施方案。

(三) 3R 原则

3R 原则即动物实验中的替换(replacement)、减少(reduction)和优化(refinement)原则,由英国动物学家 William M.S.Russell 和微生物学家 Rex L.Burch 于 1959 年在其出版的《人道主义实验技术原则》(*The Principles of Humane Experimental Technique*)中提出,他们在实验中通过试管法替代动物使用,借助统计方法减少动物数量,并优化实验方案降低动物遭受的痛苦。3R 原则对动物实验法规的制定与修正,实验动物管理的标准化和法制化产生了深远影响,是保障实验动物福利,遵循实验动物伦理的具体体现。3R 原则发展至今,包含了以下具体内容。

1. 替代　是指避免使用动物,包括绝对替代和相对替代。前者是指用无生命的,如物理、化学、数学模拟技术替代动物或组织,比如运用计算机辅助药物设计和构效关系定量分析对化合物的生物活性和毒性进行预测;后者是指用低等动物替代高等动物,体外实验替代体内实验等,比如使用鲎试剂替代家兔用于热原实验,用培养微生物测定化合物的致畸性、致癌性,以及体外进行单克隆抗体生产、病毒疫苗制备。对于替代原则应该有科学的认识和评价。有些实验应用体外方法不仅能够获得与动物实验一致的结果,而且还可能是最佳实验方法;有些新的替代方法和技术可作为动物研究的补充,有助于减少使用动物的数量。因此,在动物实验开始前要充分查阅文献,了解是否可以用替代的方法获得相同的实验目的。此外,在目前的科学研究中,动物实验尚不可能被完全取代,尤其是药理学研究中的药效确证和安全性评价都离不开实验动物。此时,必须遵循减少和优化原则。

2. 减少　是指使用较少量的动物获取同样多的实验数据或使用一定数量的动物获得更多的实验数据。可以通过预实验或数学模拟计算更好地评估实验所需动物样本大小,在考虑实验数据的统计效能情况下进行科学合理的实验设计,减少实验动物使用数量。也可以通过新技术方法的应用,提高实验结果的准确性和精确度,降低实验误差,同样达到减少实验动物用量的目的。减少动物数量是在遵循科学原则和技术规程的前提下进行的,一些研究方案和路线是可以调整的,而一些实验例如药品的法定检验的动物数量是不允许减少的。

3. 优化　是指通过改进和完善实验程序,避免或减少给动物造成的疼痛和不安。科学实验方案设计中合理存在的痛苦很大程度上是不能完全避免的,只能尽可能减轻。例如,在肿瘤长到影响动物活动前开始治疗;评价新的痛苦时从较小的刺激开始;采用非入侵的方式收集实验数据或样本。当研究中主要关注疾病相关的分子或细胞现象时,人道终点(humane endpoints)则能阻止实验动物痛苦的发生或使痛苦最小化,即在还未出现临床症状的疾病早期阶段就收集样本进行测量,提前结束实验。例如,白血病模型中发病前可检测到白细胞数量显著升高,血清生化指标经常在药物毒性的早期阶段就有变化。在这些情况下,正确预测终点可以提早对动物进行安乐死并解剖收集样本。此外,动物造模手术中麻醉药、镇痛药和镇静药等的正确使用也可帮助减轻实验动物遭受的痛苦。

二、常用实验动物及其生物学特性

药理学研究中常用的实验动物多数为哺乳动物,包括啮齿类的小鼠、大鼠、豚鼠、地鼠、沙鼠和非啮齿类的兔、犬、猫、小型猪,以及非人灵长类哺乳动物猴。此外,两栖动物青蛙和蟾蜍在药理学实验教学中也常被使用。

(一) 小鼠

小鼠(mouse, *mus musculus*)属于哺乳纲、啮齿目、鼠科、小鼠属。来源于野生鼷鼠,17世纪开始用于比较医学研究,经过长期人工饲养和选择培育,世界上已育成各具特色的封闭群和近交系品种1 000多种(例如封闭群NIH小鼠、ICR小鼠、KM小鼠和近交系BALB/c小鼠、C57BL/6小鼠、C3H小鼠、DBA小鼠等),是当今世界上研究最详尽、应用最为广泛的实验动物。

小鼠基因约1/6与人类基因同源,相同基因达99%。并且对外来刺激包括多种毒素、病原体、致癌物质极为敏感,能复制出各种人类疾病模型,如缺氧、心室纤颤、感染、肿瘤等,因此广泛用于药物筛选、半数有效量或半数致死量的测定、药物的效价对比、避孕药、抗肿瘤药及畸胎学等研究。此外,小鼠在各种药物和疫苗等生物鉴定工作中也有普遍应用。小鼠作为实验动物,还具有价格低廉、繁殖周期短、产仔多、饲养消耗少、温顺易捉、操作方便、条件容易控制等优点,因而适合用于需要大量动物的实验以满足统计学要求。

1. 一般特性

(1)外貌:小鼠体形小,全身被毛,皮肤无汗腺;面部尖突,耳耸立呈半圆形,嘴鼻部有触须;尾部被有短毛和环状角质鳞片,尾与身体约等长,成年鼠体长约10~15cm。雄鼠肛门与外生殖器的距离大于雌鼠。

(2)行为习性:小鼠昼伏夜动,进食、交配、分娩多发生在夜间;喜啃咬,喜群居;性情温驯、胆小怕惊;雄性好斗,群居优势明显;对外界环境变化敏感,不耐冷热,适应性差,强光或噪声刺激时有可能导致哺乳母鼠神经紊乱,发生吃仔现象;胃容量小,不耐饥饿,随时采食。

2. 解剖学特性

(1)牙齿和骨骼:成年小鼠共有牙齿16个(每侧上下颌骨各有1个门齿和3个臼齿);门齿终身不断生长,需靠啃咬磨损来维持门齿长度。骨骼系统由头骨、躯干骨(椎骨、胸骨、肋骨)和前后肢骨组成。

(2)消化系统:食管细长,位于气管背面,约2cm,食管内壁有一层厚的角质化鳞状上皮,有利于灌胃操作;单室胃,容量1~1.5ml,分前胃和腺胃两部分,由嵴分隔,食管通过此嵴的一个皱褶进入胃小弯,从而可阻止食物反流,导致小鼠无呕吐现象;有胆囊;胰腺分散于十二指肠、胃底部及脾门处,色淡红,不规则,似脂肪组织;盲肠较草食动物欠发达。

(3)呼吸系统:肺有5叶,右肺4叶,左肺单叶;气管及支气管腺不发达。

(4)心血管系统:心脏由左、右心房和左、右心室4个腔组成,心尖位于第3、4肋间;尾部血管丰富,两根侧尾静脉表浅粗大,适宜静脉注射。

(5)泌尿系统:肾脏呈赤褐色,蚕豆状,位于背部两侧;小鼠肾小球较小,直径仅为大鼠肾小球的一半,但数量则为大鼠的4~8倍;膀胱位于腹腔后端,雄性生殖孔通于体外,雌性通至尿道口。

(6)生殖系统:雌鼠子宫呈Y形,卵巢外有系膜包绕,不与腹腔相通,故无宫外孕;乳腺发达,共有5对(胸部3对,腹部2对)。雄鼠双睾丸,幼年时隐藏于腹腔内,性成熟后下降至阴囊;前列腺分背、腹两叶。

(7)淋巴系统:淋巴系统发达,性成熟时胸腺最大,但无腭或咽扁桃体,外界刺激使淋巴系统增生,进而导致淋巴系统疾病。脾脏有造血功能,雄鼠脾脏明显大于雌鼠。

(8)骨髓:骨髓为红骨髓而无黄骨髓,终身造血。

3. 生理学特性

(1)生长发育：新生小鼠约 1.5g,赤裸无毛,全身肉红色,不开眼,双耳与皮肤粘连;3 日龄脐带脱落,皮肤由红转白,开始长毛并出现胡须;4~6 日龄双耳张开耸立;7~8 日龄开始爬动,被毛逐渐浓密,下门齿长出;9~11 日龄有听觉,被毛长齐;12~14 日龄睁眼,长出上门齿,开始采食和饮水;3 周龄可离乳独立生活;雌鼠 65~75 日龄体成熟,雄鼠 70~80 日龄体成熟。成年小鼠体重随品系不同略有差别,体重范围在 18~45g(附表 1-1)。健康小鼠寿命 2~3 年。

(2)生殖生理：小鼠性成熟比体成熟早,雌鼠 4 周龄阴腔张开,37 日龄可发情排卵;雄鼠 5 周龄睾丸降落至阴囊,35 日龄开始生成精子。配种时间一般选择在体成熟后(65~90 日龄),繁殖能力可维持 1 年左右。雌鼠性周期为 4~5 天,成年雌鼠交配后 10~12 小时阴道口有白色阴道栓。妊娠期一般为 19~21 天,每胎产仔 8~15 只,1 年产仔 6~10 胎。一年四季均有性活动,且有产后发情的特点,有利于繁殖生产。

(3)体温调节：小鼠汗腺不发达,尾巴为散热器官,唾液分泌能力有限。环境温度的波动对小鼠影响很大,低温可造成繁殖力和抗病力下降,高温引起功能不可逆损伤,甚至死亡。

(4)水调节：小鼠单位体重的体表面积较大,因此对饮水量不足更为敏感,需供给充足的饮水。有通过呼出的气体在鼻腔内冷却以及尿液的高度浓缩来保持水分的特性,因此小鼠尿量少,一次排尿仅 1~2 滴。与其他哺乳动物不同的是小鼠尿中含有蛋白质和肌酸酐。

除正常小鼠外,大量突变系小鼠也应用于医药领域,包括药理学研究。比如先天性胸腺缺陷型裸小鼠,多重联合免疫缺陷型 SCID 小鼠、BNX 小鼠、RAG1/RAG2 小鼠等应用于免疫系统疾病和肿瘤的治疗研究中;APP/PS1 小鼠应用于阿尔茨海默病的研究;免疫系统人源化小鼠模型则在寻找治疗人类肿瘤的最佳药物和治疗方法上发挥重要作用。

附表 1-1　小鼠正常生长发育体重

年龄 /d	10	20	30	40	50	60	70	80	90	100	120
体重 /g	4	8	14	18	22	24	25	27	28	30	31

(二) 大鼠

大鼠(rat,*rattus norvegicus*)属于哺乳纲、啮齿目、鼠科、大鼠属。由野生褐色大鼠驯化而成。18 世纪中期应用于科学实验。19 世纪初,美国费城维斯塔尔(Wistar)研究所在开发大鼠作为实验动物方面做出了突出贡献,目前世界上使用的许多大鼠品系均源于 Wistar 大鼠。常用的大鼠品系还包括封闭群 SD 大鼠、Long-Evans 大鼠,近交系 ACL 大鼠、F344 大鼠、LEW 大鼠等。20 世纪以后,大鼠开始在生命科学领域广泛应用,在药理学研究中也成为仅次于小鼠的最常用实验动物。

大鼠常用于慢性毒性试验、药效学实验、离体器官实验如离体心脏灌流、子宫实验(对催产素比较敏感)等。另外,大鼠对许多药物的反应常与人类一致,对人类致病的病毒、细菌等也非常敏感,能用于复制许多疾病模型,如缺氧、心肌梗死、休克、弥散性血管内凝血、肝炎、肾性高血压、高脂血症、各种肿瘤模型复制等。因此,大鼠被广泛用于高级神经活动、心血管、内分泌、实验性肿瘤及营养等方面的研究。由于大鼠价格较便宜,所以某些实验(如缺氧、失血性休克等),可以用大鼠代替家兔而不影响实验结果,但实验技术的操作难度较家兔略大。

1. 一般特性

(1)外貌：外观与小鼠相似,但体形较大。一般成年大鼠体长不小于 18~20cm,成年雄鼠

300g~600g,雌鼠 250g~500g,寿命 2.5~3 年。雄鼠肛门与外生殖器的距离约是雌鼠的 2 倍。

(2)行为习性:昼伏夜动,喜啃咬,嗅觉敏锐。喜独居,但当雄性大鼠合群饲养时,其斗殴倾向明显小于小鼠。性情温驯、易于捕捉,行动迟缓,一般不会主动攻击咬人。但当粗暴操作或营养缺乏时可发生攻击人或互相撕咬现象;尤其是哺乳期母鼠更凶,特别容易咬人。对外界刺激敏感,强光或高分贝噪声可诱发母鼠吃仔现象,但较小鼠少见。

(3)其他:大鼠对新环境适应力强,抗病能力较强,但对空气条件、环境湿度,以及某些营养缺乏(尤其是蛋白质、维生素 A 和 E 缺乏)非常敏感。对环境中的粉尘、氨气和硫化氢等也十分敏感,在这些因素长期刺激下,可引起大鼠肺部大面积的炎症。

2. 解剖学特性

(1)牙齿和骨骼:牙齿和骨骼特点与小鼠相似。

(2)消化系统:大部分特征与小鼠相似,同样不会发生呕吐,不适宜用于呕吐实验;大鼠无胆囊,各肝叶的胆管在肝门处汇合成胆总管,通入十二指肠,适宜作胆管插管模型;肝脏再生能力强,切除 60%~70% 后仍可再生,适用于肝外科实验研究。

(3)呼吸系统:与小鼠相似,不宜作为慢性支气管炎模型和祛痰平喘药物研究。

(4)心血管系统:大鼠心脏及外周循环与其他哺乳动物稍有不同,其心脏供血既可来自冠状动脉,也来自起源于颈内动脉和锁骨下动脉的冠状外动脉。其余特征与小鼠相似。另外,大鼠(包括小鼠)心电图中无 S-T 段,部分导联亦可缺失 T 波,或 T 波与 S 波相连,又在 R 波降支上出现,以致看不到等电线的 S-T 段。但心电图其他成分稳定,重复性好。

(5)泌尿系统:大鼠肾脏只有一个肾乳头和一个肾盏,肾单位表浅,可有效地进行肾套管插入研究。肾脏前端有米粒大的肾上腺。

(6)生殖系统:雄鼠生殖系统有许多高度发育的副性腺,包括大的精囊、尿道球腺、凝固腺和前列腺;双睾丸,出生后 30~35 天开始下降。雌鼠子宫呈 Y 形,胸部和腹部各有 3 对乳头。

(7)神经内分泌系统:大脑半球较发达,在背面盖住间脑和中脑;大脑发出脑神经共 13 对。垂体较脆弱地附着在漏斗下部,可用吸管吸除,适宜制作垂体摘除模型。

(8)其他:无汗腺,鼠尾为散热器官。

3. 生理学特性

(1)生长发育:新生大鼠约 5.5~10g,赤裸无毛,双耳双眼关闭;3~4 日龄双耳张开耸立;8~10 日龄长出门齿;14~17 日龄睁眼,16 日龄被毛长齐;3 周龄可离乳独立生活;雌鼠 80 日龄体成熟,雄鼠 90 日龄体成熟。一般成年大鼠体重范围为雄鼠 300~600g,雌鼠 250~500g(附表 1-2)。寿命 2.5~3 年。

(2)生殖生理:雌鼠 70~75 日龄阴腔张开,开始排卵;雄鼠 30~35 日龄睾丸降落至阴囊,45~60 日龄开始生成精子。最佳繁殖期为体成熟后至 300 日龄前。雌鼠性周期与小鼠相同,为 4~5 天,交配后也有阴道栓。妊娠期一般为 19~23 天,每胎产仔 8~13 只。大鼠也存在产后发情。

(3)其他:大鼠汗腺不发达,尾巴为散热器官,在高温环境中靠流出大量唾液来调节体温,易中暑死亡。对空气湿度敏感,当相对湿度低于 40% 时易发生环尾病。

除正常大鼠外,突变系大鼠有与裸小鼠生物学特性相似的裸大鼠、自发性高血压 SHR 大鼠、癫痫 P77PMC 大鼠等。

附表 1-2　大鼠正常生长发育体重

年龄	大鼠体重 /g	
	雄性	雌性
1 周	9.1	8.8
2 周	17.2	16.1
3 周	56	54
4 周	97	91
5 周	134	134
6 周	187	166
7 周	233	209
8 周	297	214
9 周	325	232
3 个月	400	260

(三) 豚鼠

豚鼠 (guinea pig, *cavia porcellus*) 又名天竺鼠、荷兰猪,属于哺乳纲、啮齿目、豚鼠科、豚鼠属。起源于南美洲野生豚鼠之中的短毛种,16 世纪引入欧洲,当作观赏动物。17 世纪末开始用于动物实验,目前其使用量仅次于小鼠和大鼠。常用的豚鼠品种有封闭群 Dunkan-Hartley 豚鼠 (白色)、近交系 ST2 豚鼠 (三色) 等。

豚鼠对组胺特别敏感,常用于平喘药和抗组胺药物的研究;易被抗原性物质所致敏,常用于抗过敏药物的筛选和过敏性休克实验研究;对结核分枝杆菌、布鲁氏菌、钩端螺旋体、白喉棒状杆菌、贝纳柯克斯体、淋巴细胞性脉络丛脑膜炎病毒极为敏感,用于抗结核等药物的治疗研究。此外,豚鼠也常用于离体心房、心脏的实验研究。

1. 一般特性

(1) 外貌:豚鼠体形粗短而圆,全身被毛,四肢较短,尾巴几乎不可见;头大颈粗,耳短鼻顿,上唇分裂。成年豚鼠体长一般为 22.5~35.5cm。与其他啮齿类动物不同,肛门的位置在雌雄两性中都非常接近外生殖器。

(2) 行为习性:草食动物,性情非常温驯,很少同笼打斗,基本不伤人;喜群居和干燥清洁的生活环境;不善攀登和跳跃;胆小易惊,对各种刺激有较高的反应性,空气污浊、气温突变、持续音响等会引发豚鼠体重减轻、厌食、肺炎,导致妊娠流产。豚鼠听力非常敏锐,常用于听觉和内耳疾病研究,以及耳毒性抗生素的研究。发声是豚鼠沟通的主要手段,会使用多种声音表达情绪和要求。

(3) 其他:豚鼠对青霉素、四环素、红霉素等抗生素特别敏感,投药后容易引起肠炎和死亡,尤其是对青霉素的敏感性比小鼠高 100~1 000 倍。

2. 解剖学特性

(1) 牙齿和骨骼:成年豚鼠共有牙齿 20 个 (每侧上下颌骨各有 1 个门齿、1 个前臼齿和 3 个臼齿);门齿尖利呈弓形深入颌部,并能终身生长,臼齿也非常发达。骨骼系统由头骨、躯干骨 (椎骨、胸骨、肋骨) 和前后肢骨组成。

(2) 消化系统:胃壁非常薄,黏膜呈皱襞状,胃容量 20~30ml;肠管较长 (约为体长的 10

倍),其中盲肠特别发达(约占整个腹腔的 1/3),为草食性动物的特征。

(3)呼吸系统:肺分 7 叶,右肺 4 叶,左肺 3 叶;气管及支气管腺不发达。呼吸系统抗病力差。

(4)心血管系统:心脏位于胸腔前部中央,由左、右心房和左、右心室 4 个腔组成,为完全双循环系统。

(5)生殖系统:雌雄豚鼠腹部兼有 1 对乳头,但雌性乳头比较细长。雌性豚鼠子宫有两个完全分开的子宫角,为双角子宫;具有无孔的阴道闭合膜,仅发情期张开。雄性豚鼠双侧睾丸通常隐藏于腹腔,通过腹壁可以触摸到,在直立体位时才下降至阴囊,按压腹股沟可使雄性豚鼠阴茎凸起,利于性别鉴定。

(6)淋巴免疫系统:淋巴系统发达,对病原微生物极为敏感,易引起变态反应。胸腺全部位于颈部,位于下颌骨角到胸腔入口之间;肺组织中的淋巴系统特别丰富,易患细菌性肺炎。

3. 生理学特性

(1)生长发育:母鼠怀孕期长,胚胎在母体内发育完全,出生时体重约为 50~115g,全身被毛,眼张开、耳竖立,并已具有恒齿,产后 1 小时即能站立行走;生长发育较快,在出生后的两个月内平均每天增重 2.5~3.5g;15~21 日龄离乳,5 月龄体成熟。一般成年豚鼠体重范围为450~700g,雌性最重可达 800g,雄性甚至更高。寿命 5~8 年。

(2)生殖生理:雌鼠 60 日龄左右开始排卵,雄鼠 90 日龄左右具有射精能力;但 5 月龄体成熟后才可配种繁殖。豚鼠为全年多发情动物,性周期为 13~20 天,妊娠期一般为 59~72天,每胎产仔 1~8 只,多数 3~4 只。交配后有阴道栓,存在产后发情。

(3)其他:红细胞指数较其他啮齿类低,外周血和骨髓细胞形态与人相似。与大、小鼠不同,豚鼠体内不能合成维生素 C,需要补充;当维生素 C 缺乏时出现维生素 C 缺乏症,其症状之一是后肢出现半瘫痪,是研究实验性维生素 C 缺乏症的唯一动物。

(四) 兔

兔(rabbit,*oryctolagus cuniculus*)属于哺乳纲、兔形目、兔科,作为实验动物的兔主要为穴兔属,由野生穴兔经过驯化培育而成。常用的家兔品种有体型较大的日本大耳白兔、新西兰白兔,体型中等的标准青紫蓝兔,体型较小的中国白兔等。

家兔可用于直接记录呼吸、血压、心电、体温、尿生成量等实验研究,是药理学中最常用的动物,也可用于复制各种疾病的模型,如心律失常、心功能不全、动脉粥样硬化、电解质紊乱、失血性休克、肝性脑病、弥散性血管内凝血、肺水肿、肾小球肾炎、急性肾衰竭等。家兔的体温稳定、反应灵敏,可用于发热研究和热原实验,是药品质控中热原检查的指定动物。家兔对组胺不敏感,无呕吐,因此不适用于组胺过敏性休克、催吐、镇吐药物的研究。

1. 一般特性

(1)外貌:家兔体型因品种差异较大,毛色多样(白、黑、灰、麻等);口腔小,上唇分裂;眼大,几乎呈圆形;耳大直立,形似柳叶;腰臀丰满,四肢粗壮有力。两性在肛门和外生殖器的距离上差异不明显。

(2)行为习性:草食动物,昼伏夜动,具有嗜睡性;听觉和嗅觉灵敏,胆小怕惊;喜欢独居,群居性差;喜干厌湿,在潮湿环境中易患肠道疾病;喜啃咬磨牙,有啃土和扒土习惯;具"食粪癖",常从肛门直接采食夜间排出的软粪,以重新利用软粪中丰富的蛋白质、粗纤维、水和维生素 B。主要通过呼吸散热维持体温平衡,耐冷不耐热,对环境影响敏感。性情温顺,便于灌胃、静脉注射和取血等实验操作。

2. 解剖学特性

(1)牙齿和骨骼:成年兔共有牙齿 28 个(上颌骨每侧各有 2 个门齿、3 个前臼齿和 3 个臼齿,下颌骨每侧各有 1 个门齿、2 个前臼齿和 3 个臼齿);门齿发达,共有 6 个,在数量上不同于啮齿类动物的 4 个门齿,但也能终身生长。全身骨骼共有 275 块,但是骨骼很轻,只占体重的 8%。

(2)皮肤、耳朵和眼睛:皮肤表皮较薄,真皮较厚;耳廓大,血管清晰,便于注射和采血;眼球大,适于眼科研究。

(3)消化系统:单室胃,胃底特别大;肠管较长(约为体长的 10 倍),其中盲肠特别发达(约占整个腹腔的 1/3),为草食性动物的特征;回肠和盲肠相接处膨大形成厚壁圆囊,为兔所特有,称为圆小囊,有利于消化吸收;除大多数哺乳动物具有的 3 对唾液腺(腮腺、颌下腺、舌下腺)外,还有 1 对眶下腺。

(4)呼吸和循环系统:兔的胸腔构造特殊,由纵隔将胸腔分为左右两室,互不相通。肺被肋胸膜和肺胸膜隔开,心脏又被心包膜隔开,开胸手术暴露心脏时,只要不破坏纵隔膜可不使用人工呼吸机。右肺 4 叶,左肺 2 叶。

(5)神经和内分泌系统:颈部 3 根神经,最粗的为迷走神经,较细的为交感神经,均属于传出神经;最细的为减压神经,位于迷走神经和交感神经之间,属于传入性神经。减压神经末梢分布在主动脉弓血管壁内,常用于研究减压神经与心血管活动的关系。甲状旁腺比较分散,位置不固定,不宜做甲状旁腺切除术。

(6)生殖系统:雌兔有两个完全分离的子宫,两个子宫颈开口于单一阴道;乳头 3~6 对。雄兔的腹股沟管宽短,终身不封闭,睾丸可自由地下降至阴囊或缩回腹腔。鉴别性别时,可将拇指和示指放在生殖器区域两侧,温和按压至阴道或阴茎显现。

3. 生理学特性

(1)生长发育:仔兔初生无毛,眼睛和耳朵关闭,体重约为 50g;5~8 周龄离乳;体成熟较性成熟晚 1 个月。大型兔成年体重范围为 4~5kg,中型兔 3~3.5kg,小型兔 2~2.5kg(附表1-3)。兔在正常生命活动中有年龄性和季节性两种换毛现象。寿命 8~10 年。

(2)生殖生理:兔性成熟早晚因品种而异,小型品种较早,大型品种较晚,一般雌性为 3~6 月龄,雄性为 5~8 月龄,体成熟后才可配种繁殖。雌兔属于刺激性排卵动物,交配后 10~12 小时排卵,性周期 8~15 天,无发情期,但有性活跃期,持续 3~4 天,此时交配极易受孕。妊娠期一般为 29~36 天,每胎产仔 4~10 只。

(3)其他:汗腺不发达,主要利用呼吸散热维持体温平衡。体温变化十分灵敏,最易产生发热反应,且发热反应典型、稳定;普遍用于热原试验,兔的热原反应与人类临床相关性高。

附表 1-3　兔正常生长发育体重

年龄 /d	大耳白兔 /kg	
	雄性	雌性
20	0.51	0.53
60	1.18	1.17
90	1.71	1.99
120	2.38	2.37

续表

年龄 /d	大耳白兔 /kg	
	雄性	雌性
150	2.65	2.88
180	2.89	3.15
210	3.20	3.51
240	3.40	3.99
270	3.50	4.24
300	3.63	4.38
330	3.66	4.46
360	3.72	4.55

(五) 犬

犬(dog, *canis familiaris*)属于哺乳纲、食肉目、犬科、犬属。人类养犬历史悠久,早在 17 世纪就有用犬进行医学研究的记录,但作为正式实验动物应用是从 20 世纪 40 年代才开始的。现已育成多个品种,目前实验室最常用的是比格犬,此外还有四系杂交犬、黑白斑点短毛犬等。

犬的血液循环、神经和消化系统都比较发达,内脏与人类相似,在毒理方面的反应也与人类较接近。适用于各种急、慢性实验,尤其是心血管系统、脊髓传导、大脑皮质功能定位、条件反射、内分泌腺摘除和各种消化系统功能的研究,以及高血压等慢性实验,是基础医学研究和教学实验中最常用的大动物。

1. 一般特性

(1)与人亲近:犬喜欢与人亲近,易驯养,有服从的天性,能领会人的简单意图,很好地配合实验。

(2)肉食性:犬是肉食性动物,饲料中要保证蛋白质和脂肪供给。善啃咬,以利磨牙。

(3)合群欺弱:成年雄犬爱打架,并有合群欺弱的特点,在犬群中可产生主从关系。

(4)好动:犬习惯不停地活动,饲养时须提供一定的活动范围。

(5)听觉、嗅觉灵敏,视觉较差:犬的听觉比人类灵敏 16 倍,可听声音频率范围广(15~50 000Hz),对声源的判断能力强。嗅觉系统发达,鼻长,鼻尖呈油状滋润,人以手背触之有凉感,嗅觉是人类的 1 200 倍。犬视觉较差:视野不足 25°,视物无立体感,且为红绿色盲;但与人类相比,在低照度时能看清事物。

2. 解剖学特性

(1)牙齿和骨骼:成年犬共有牙齿 42 个(上颌骨每侧各有 3 个门齿、1 个犬齿、4 个前臼齿和 2 个臼齿,下颌骨每侧各有 3 个门齿、1 个犬齿、4 个前臼齿和 3 个臼齿);犬齿和臼齿发达,撕咬力强,咀嚼力差,为食肉目动物的特征。骨骼系统由头骨、躯干骨(椎骨、胸骨、肋骨)、前后肢骨组成,共有 319 块大小不同的骨头;锁骨不易找到,为三角形薄骨片或软骨片,或完全退化;雄性犬有 1 块阴茎骨。

(2)神经系统:嗅脑、嗅觉器官和嗅神经极为发达,尤其是鼻黏膜上布满嗅神经;犬视网膜上没有黄斑,因而视觉较差。

(3)消化系统：胃较小，容易进行胃导管手术；肠道短，仅为体长的 3 倍；肝脏较大，占体重的 2.8%~3.4%；胰腺小，与其他器官分离，故易摘除。

(4)循环系统：循环系统比较发达，与人相似。脾脏是犬最大的储血器官。

(5)生殖系统：雌性犬为双角子宫，乳头 4~5 对；雄性犬无精囊和尿道球腺，附睾很大，前列腺极发达，有特殊的阴茎骨。犬的外生殖器容易辨认，性别差异明显。

3. 生理学特性

(1)生长发育：新生仔犬全身被绒毛，一般 9~13 日龄睁眼，13~17 日龄有听觉；45~60 日龄离乳；幼犬胸腺发达，2~3 岁时退化。成年比格犬体重 7~10kg，体长 30~40cm。犬的寿命为 15~22 年。

(2)生殖生理：性成熟早，一般为 8~12 月龄，甚至 6 月龄，适配年龄为雄犬 1.5~2 岁，雌犬 1~1.5 岁。正常每年发情两次(通常在春、秋季)，性周期 180 天，发情期 8~14 天。妊娠期一般为 55~66 天，每胎产仔 1~14 只，平均 6 只。

(3)神经分型：犬有四种神经类型，即多血质(活泼型)、黏液质(安静型)、胆汁质(不可抑制型)和忧郁质(衰弱型)，一些慢性实验特别是高级神经活动以及行为学的研究中需要加以注意。

(4)其他：皮肤汗腺不发达，仅趾垫有少许汗腺，散热主要靠加速呼吸、舌头伸出或进行外喘式呼吸，以减低充血舌部的温度。

(六) 其他常用实验动物

青蛙(frog)和蟾蜍(toad)均属两栖纲、无尾目，有腺体、无外鳞，是药理学常用的动物之一。蛙类心脏有两个心房、一个心室，心房与心室区分不明显，动静脉血液混合，有冬眠习性，生存环境较哺乳类动物简单，因其一些基本生命活动和生理功能与温血动物相似，但其离体组织和器官生存要求条件低，易控制和掌握，特别是蛙类的心脏在离体状态下仍可有节奏地搏动很久，所以常用于研究心脏的生理功能、致病因素对心脏的直接作用及药物对心脏功能的影响等。蛙类的坐骨神经和腓肠肌，可用来观察外周神经的生理功能及各种刺激或药物对神经肌肉或神经肌肉接头的作用，腹直肌可以作为胆碱类物质的生物活性测定，缝匠肌可用于记录终板电位、脊休克、脊髓反应、反射弧分析、肠系膜微循环等。此外蛙肠系膜和舌是观察炎症、微循环变化的良好标本。蛙还可用于水肿和肾功能不全的实验研究，雄性蛙因对妊娠尿中的绒毛膜促性腺素反应非常敏感，还可用于临床检验中妊娠反应实验。

地鼠(hamster)又称仓鼠，为中小型啮齿类动物，作为实验动物的地鼠主要有金黄地鼠和中国地鼠。地鼠为杂食性动物，牙齿坚硬，无胆囊；个体成熟快，生命周期短；有嗜睡习惯，睡眠很深时全身肌肉松弛，不易弄醒，低温时可出现冬眠。地鼠受自发疾病的影响相对其他啮齿类动物少，并且具有一些特殊的解剖学和生理学特征，使其成为一种重要的实验动物。比如，地鼠口腔两侧各有一个用于贮存食物的颊囊，颊囊壁薄并具有发育良好的血液循环系统，适用于血管和微循环相关的研究；同时颊囊缺少组织相容性抗原，成为肿瘤和组织移植的理想部位。地鼠的染色体大、数量少(仅 11 对)，容易识别，特别适合细胞学实验，是研究染色体畸变和复制机制的极好材料。中国地鼠易自发真性糖尿病，具有遗传性，常用作糖尿病模型。

猫(cat)属于哺乳纲、食肉目、猫科。爱孤独、喜自由，较难饲养，驯化用于实验较其他动物要晚得多。品种按产地和毛色分类，现已培育出专门用于实验的无菌猫、SPF 猫。猫为肉食性动物,牙齿和爪十分尖锐,善捕捉、攀登,平衡感好;有固定地点大小便的习惯,便后立即掩埋。红细胞大小不均,10% 的红细胞边缘有一环形灰白结构,称红细胞折射体。体内不能将 β- 胡萝卜素转化为维生素 A,需食物供给。猫的神经系统极敏感,对长时间麻醉和脑部手术耐受较好,常用作脑部研究,还可用作去大脑僵直、姿势反射、虹膜反应以及呼吸、心血管反射调节实验等;循环系统发达,心搏力强,血压稳定,血管壁较坚韧,适于观察药物对血压的影响;呕吐反应灵敏,呼吸道黏膜对气体或蒸汽反应敏感,受机械刺激和化学刺激易发生咳嗽,常用于镇咳实验。此外,猫对骨骼肌松弛药的反应性与人近似,为研究神经骨骼肌接头阻断药物的常用动物。

小型猪(miniature swine)属于哺乳纲、偶蹄目、猪属。一般生物学特性与普通家猪基本相同,杂食性、不反刍、排泄有规律;喜群居、易调教。国内的小型猪品种主要有西藏小型猪、广西巴马小型猪、五指山小型猪等;国外的小型猪品种主要有哥廷根小型猪、明尼苏达 - 霍麦尔小型猪、皮特曼 - 摩尔小型猪等。小型猪在解剖学、生理学、疾病发生机制等方面与人极其相似。例如,小型猪的皮肤和人的皮肤组织结构十分相似,上皮修复再生性相似,皮下脂肪层以及烧伤后内分泌和代谢的改变也相似,是进行皮肤烧伤研究的理想动物;小型猪脑部供血与人相似,适宜建立人类脑血管病模型,冠状动脉结构、血液生化指标和血流动力学都与人相似,适宜建立冠心病模型。另外,新药进入人体临床试验之前,必须经过至少两类不同种属的实验动物进行安全性评价,其中至少一种是非啮齿类大型动物,通常为猴、犬或猪。小型猪因体型小、伦理关注度比猴和犬低、与人类生理功能较相似等优势,在新药研发中的用量逐年增加。

猴(monkey)为非人灵长类,进化程度高,许多生物学特性与人极为相似,虽然所占实验动物用量的比例相对较小,但它在实验动物中的重要性是其他种类的动物所无法代替的。长期以来,实验用猴主要从野外捕获;现在,世界各国已经在大力开发人工繁殖和研究,我国在西双版纳建立了灵长类动物中心,并在昆明、上海、北京等地建立了许多人工繁殖饲养场。现以猕猴(恒河猴)作为实验动物应用最多,其次是食蟹猴。猴属于杂食性动物,食谱广,但体内不能合成维生素 C,需从食物中摄取;昼行夜眠,群居性强,野生猴群类似于人类社会;善攀登、跳跃、会游泳;大脑发达,脑回的丰富程度类似于猫和犬;视觉较人类敏感,视网膜具有黄斑,中央沟,有立体视觉和色觉;有相对的拇指和能紧握的手,会用手操作工具;好奇心和模仿能力很强。跟其他实验动物相比,猴在解剖学、生理学和疾病发生机制上与人最为接近。例如,猴的生殖系统与人非常接近,是人类避孕药研究极为理想的实验动物;猴对镇静剂的依赖性与人较为接近,症状明显易于观察,新镇静剂进入临床前要用猴进行实验;大部分药物在猴体内的代谢和在人体内的代谢近似,是药代动力学研究的良好动物。猴还是某些人类传染病病原体的唯一易感实验动物,常用在肠道杆菌病、结核病研究中,在评价脊髓灰质炎疫苗时,猕猴是唯一的动物模型;猴进行卵巢切除术会导致适度的骨质流失,不像犬和小型猪等实验动物对雌激素缺乏敏感性,卵巢切除术后无法很好地复制人类的骨质疏松症。猴还可用电极损伤制造猴震颤模型,筛选抗震颤麻痹药物,也是祛痰平喘药、抗疟药等筛选和器官移植研究的理想实验动物。

常用实验动物性别鉴定特征见附表 1-4,常用实验动物生理学指标见附表 1-5,实验动物平均寿命和最长寿命见附表 1-6。

附表 1-4　常用实验动物性别鉴定特征

动物	雄性	雌性
青蛙和蟾蜍	用手捏住青蛙或蟾蜍腰部将其提起时,前肢作环抱状并鸣叫,蟾蜍前肢拇指与示指间趾蹼上有棕黑色小突起(婚痣)	用手捏住青蛙或蟾蜍腰部将其提起时,前肢呈伸直状,不鸣叫,无婚痣
兔	阴囊明显。左手抓住兔颈部皮肤,右手拉住尾巴,将尾巴夹在中指与无名指之间,用拇指及示指将生殖器皮毛扒开,可见阴茎露出	生殖器部呈椭圆形间隙,有阴道
小鼠和大鼠	生殖器突起较雌鼠大,生殖器与肛门的距离较远,生殖器与肛门之间有毛。用手指轻捏外生殖器,可见阴茎凸出;天热时可见下垂的阴囊	外生殖器与肛门距离较近,乳头明显
豚鼠	无尾,一手抓住颈部,另一手扒开靠生殖器的突起,可见阴茎露出	外生殖器阴蒂突起较小,拇指按住阴蒂突起,余指拨开大阴唇褶皱,可见阴道口呈三角形间隙
猫	生殖器与肛门距离远	生殖器与肛门距离近
犬	有睾丸和阴茎	有乳头和阴道

附表 1-5　常用实验动物生理学指标

动物种类	体温 /℃	呼吸频率 /(次·min^{-1})	脉搏 /(次·min^{-1})	血压 /mmHg	红细胞数 (10^{12}/L)	血红蛋白 /(g·100ml^{-1})	血细胞容积 /%
小鼠	38.0 (37.7~38.7)	128.6 (118~139)	422~549	133~160	10.5 (7.7~12.5)	10~19	54.6
大鼠	38.2 (37.8~38.7)	85.5	324~341	92~118	8.9 (7.2~9.6)	12.0~17.5	50
豚鼠	38.5 (38.2~38.9)	92.7 (66~120)	297~350	75~90	5.6 (4.5~7.0)	11~15	33~44
兔	39.0 (38.5~39.5)	51 (38~64)	123~304	59~119	5.7 (5.1~7.6)	8.0~15.6	33~50
犬	38.5 (37.5~39.0)	10~40	70~140	75~189	6.3 (5.5~8.5)	12~18	37~55
猫	39.0 (38.0~39.5)	20~30	120~140	133~170	8.0 (5.0~9.5)	8~13.8	40.8

附表 1-6　实验动物平均寿命和最长寿命

动物种类	最长寿命 / 年	平均寿命 / 年
猴	30	10
猪	27	16
犬	20	10
猫	30	12

续表

动物种类	最长寿命 / 年	平均寿命 / 年
兔	15	8
豚鼠	7	5
大鼠	5	4
小鼠	3	2

三、实验动物的选择

实验动物选择是动物实验研究中首先要考虑的重要问题。只有选择合适的实验动物用于研究,才能在保证研究结果准确性和精确性的同时,简化实验操作、节约经费。药理学研究跟其他所有医学研究一样,选择实验动物时要遵循相似性、敏感性、特殊性、经济性、标准化等基本原则,同时根据实验目的和要求考虑实验动物的年龄、体重、性别、品系、生理与健康状态等具体问题。

(一) 基本原则

1. 相似性原则 药理学研究的根本目的是要解决人类疾病预防和治疗中的药物有效性和安全性问题,因此在可能的条件下应该尽量选择与人体解剖学结构、生理病理学特点相似的动物。一般而言,动物的进化程度越高,其结构、功能与代谢就越接近人类,从这个角度讲非人灵长类动物与人最接近,为最佳实验动物。比如,猴、狒狒和猩猩是研究人类脊髓灰质炎、结核、脑炎、肝炎、痢疾和麻疹等疾病的理想实验动物;猕猴是制造和鉴定脊髓灰质炎疫苗的唯一实验动物,也是研究人类生殖医学课题的首选实验动物。需注意的是,动物进化程度越高,并不一定所有结构功能都越接近人,比如猕猴具有颊囊,用于贮存食物,与人类不同;猕猴和狒狒在维生素 D 代谢方面与人类有明显差异。由于非人灵长类动物来源稀少、价格昂贵和生长周期长等,除非必需,一般用其他动物代替。对于非灵长类动物,应了解它们在某些方面与人的相似性,加以选择。比如,犬的心脏结构与人相似度高,适宜进行心脏相关的实验;猪的基底动脉弯曲状况与人相似,适宜建立人类脑血管病模型。

2. 敏感性原则 各种实验动物在基因型、组织型和代谢型上存在较大差异,导致它们对不同疾病的易感性也存在差异。因此,应该根据实验目的和要求,选择对观察指标最敏感的实验动物。家兔对体温变化十分敏感,适用于发热、解热和致热原检查等实验;而小鼠和大鼠体温调节不稳定,不宜使用。鸽子、猫、犬和猴的呕吐反应敏感,适宜进行致吐和镇吐实验;而家兔、豚鼠等草食动物呕吐反应不敏感,小鼠和大鼠无呕吐反应,不宜选用。豚鼠易于发生变态反应,适用于过敏性实验。豚鼠的耳蜗对声波变化十分敏感,适用于听觉方面的研究。豚鼠和家兔的皮肤对刺激反应敏感,观察各种药物和毒物对皮肤的刺激性,往往选用豚鼠和家兔。

3. 特殊性原则 某些动物在解剖结构或者生理特性上具有与其他动物不同的地方,这些特殊性往往在药理学研究中可以加以利用,使实验容易成功。青蛙和蟾蜍等两栖类生物,大脑不发达,不适用于高级神经活动的研究,但是简单的反射弧实验,选用蛙即很合适,因其简单反射中枢位于脊髓,结构简单,利于分析;兔颈部的交感神经、迷走神经和减压神经分别独立行走,不同于人、猪、犬、猫、蛙等混合行走,如观察减压神经对心脏的作用就必须选择兔;大鼠、小鼠、犬和猴等是按一定周期排卵的,而兔和猫则为典型的刺激性排卵,因而兔和猫是避孕药研究的常用实验动物;大多数啮齿类动物自身可以合成维生素 C,而豚鼠体内缺乏合成维生素 C 的酶,常用来做维生素 C 缺乏的实验;大鼠先天无胆囊且不会呕吐,不能用于胆囊功能的研究,但适合做胆管插管;沙鼠缺乏脑底动脉环后的交通支,方便制备全脑缺血模型;地鼠颊囊缺少组织相容性抗原,方便进行肿瘤和组织移植;兔的胸腔构造特殊,方便在不使用呼吸机的情况下开胸进行心脏手术;大鼠、犬、猫的心脏较兔心脏更强更持久,常用于血流动力学和冠状循环的研究。

4. **经济性原则**　虽然非人灵长类动物进化程度高,与人最接近,但在不影响实验结果的前提下,选用价格便宜、饲养容易和方便操作的低等实验动物也是优化实验方案时的重要原则。药理学研究中经常需要使用实验动物复制人类疾病模型,许多啮齿类实验动物,如小鼠、大鼠、地鼠、豚鼠等也可以复制出类似于人类疾病的动物模型,比如小鼠抑郁症模型、大鼠局灶性脑缺血模型、地鼠糖尿病模型、豚鼠哮喘模型等。这些啮齿类动物繁殖周期短、一窝多胎、容易饲养、价格便宜、供应量大,在性别、年龄和体重等方面可任意选择。急性毒性实验中通常以大鼠和小鼠为主,尤以大鼠的使用为多。除啮齿类外,兔、犬和猪等非灵长类动物也在药理学实验中有诸多使用。

为了充分利用动物,在不影响实验结果的基础上,可在同一动物身上进行不同的实验内容。如将兔的心脏和小肠分离分别用于离体灌流实验,将胸内负压与呼吸运动调节、膈肌放电等实验结合起来,将皮质诱发电位、皮质运动功能定位、去大脑僵直等联合起来;利用同一只蛙先完成期前收缩和代偿间隙实验,之后完成蛙心起搏点的观察。

5. **标准化原则**　医学研究中的一个重要问题是怎样通过动物实验得到正确结论,在药理学实验中主要体现为正确判断药物的有效性和安全性。选用标准化实验动物,并在标准化条件下进行动物实验,是保证实验结果具有准确性、重复性、可比性的重要前提。因此,要尽量选用遗传背景明确,微生物等级、环境及营养条件都符合国家标准的实验动物。从而排除因实验动物携带的细菌、病毒、寄生虫和潜在疾病对实验结果的影响;排除因实验动物遗传均质性差、个体差异大等对实验结果的影响。一般不选用杂种动物或普通动物,但是对于要求不高的普通教学实验等,则可以采用普通动物以降低费用。急性实验可选用微生物控制级别较低但无疾病的实验动物,慢性实验应选用级别较高的实验动物。

(二)实验动物选择的一些具体问题

1. **年龄与体重**　同种实验动物在不同年龄时生物学特性存在差异。通常幼龄动物对外界实验因素较成年动物敏感;老龄动物的代谢活动及生理功能则较为低下,反应也不灵敏。如无特殊要求,应选择成年动物进行急性实验,慢性实验由于需要较长的观察时间,通常选择年龄较小的动物或幼年动物。在标准化饲养条件下,小型动物可以按体重来推测年龄,实践中常用实验动物的体重一般以小鼠 18~25g,大鼠 180~240g,豚鼠 200~250g,兔 2~2.5kg,猫 1.5~2kg,犬 6~15kg 为宜。在一次实验中,实验动物的体重相差不能超过 10%。

2. **性别**　一般情况下,雌性动物对外界刺激和药物的敏感性要稍微高于雄性动物,但性别差异较动物种系及个体差异要小。因此,如无特殊要求,一般宜选用雌雄各半的实验动物来开展实验,以避免由性别差异造成的误差。急性毒性实验要求选择雌雄两性动物同时进行实验,每个剂量组内两性动物数量一致。在实践中,如已明确某些药物反应或实验因素不受性别影响,研究人员可以根据实验目的,忽略动物的性别选择。

3. **品种与品系**　不同品种的实验动物对同一实验反应的结果存在较大差异;同种实验动物内的不同品系之间对同一实验的反应也存在差异。不同品种的实验动物如何选择,已在基本原则中介绍,还需强调的是某些药物对不同品种的实验动物产生效应截然不同。比如,吗啡对大鼠、兔、犬、猴主要起中枢抑制作用(与人一致);而对小鼠和猫则主要起中枢兴奋作用。降血脂药氯贝丁酯可造成犬下肢瘫痪,但对大鼠、猴、人的毒性很小。同种实验动物不同品系的差异也需要在实验动物选择时认真考虑。比如,啮齿类动物品系中 DBA 小鼠在声音刺激后即可出现明显的癫痫症状,甚至死亡;而 C57BL/6 小鼠则不会出现此反应。C57BL/6 小鼠对肾上腺皮质激素的敏感度比 DBA 小鼠及 BALB/c 小鼠高 12 倍。TA2、C3H 等品系小鼠易致癌,而 C57、C58、TA1 等品系小鼠则不易致癌。有些研究项目需选择 2 个以上品种(系)的动物来进行实验,则首先应选择小型实验动物,然后再使用大型实验动物,常用的实验动物选择顺序依次为:小鼠、大鼠、豚鼠、兔、犬、小型猪、非人灵长类。

4. 生理与健康状况　实验动物如处在特殊的生理状态如怀孕期、哺乳期及发情期等,对外界刺激的反应常常有所变化。如无特殊要求,通常应避免选择处于特殊生理状态的实验动物,以减小个体差异。若实验有特殊要求,如生殖发育毒性实验,则必须提前明确动物的怀孕期和哺乳期等生理指标,然后再进行选择。健康动物对各种刺激的耐受性要强于患病动物,患病动物在实验过程中很容易死亡。因此,实验前应剔除外观瘦弱、营养不良和明确患病的实验动物。通过以下外部表征可以判断动物的健康状况,选择健康动物用于实验研究。①总体情况:发育完好,食欲良好,活蹦乱跳,反应敏捷;②头部:呼吸均匀,眼鼻部均无分泌物流出,眼睛有神,结膜不充血,瞳孔清晰,不打喷嚏;③皮毛:皮毛柔软有光泽,无脱毛蓬乱现象,皮肤无感染症状;④腹部:无膨大,肛门区无稀便及分泌物;⑤外生殖器:无分泌物、损伤及脓痂;⑥爪趾:完好,无溃疡、结痂。此外,按基本原则中的标准化控制要求,符合国家标准的微生物等级、饲养环境及营养条件等都是保证实验动物健康的必要条件。

5. 人畜共患疾病　有些病因不仅对人而且对动物也造成相似的疾病,在这种情况下应选择人畜共患疾病的实验动物。

(罗春霞)

附录二　药理学实验常用仪器

一、常用换能器

换能器(transducer)又称为传感器(sensor),是将非电信号转换成电信号的装置。在药理学实验中,从人体或实验动物中提取的生物信号有许多都是非电信号,如血压、心脏搏动、骨骼肌收缩、温度变化等。为便于观察和记录这些信号,须用换能器将它们转变成电信号。换能器的种类很多,根据其转换信号的不同,分为压力换能器、呼吸流量换能器、张力换能器等。其中以压力换能器、呼吸流量换能器、张力换能器在药理学实验中应用最广泛。这三种常用换能器的原理和使用方法如下。

(一) 压力换能器

压力换能器(pressure transducer)主要用于测量和转换动脉血压和其他可以通过液体传导的压力。换能器的工作原理是利用惠斯通电桥(Wheatstone bridge)的基本结构来实现能量的转换。在换能器内有一平衡电桥,该电桥的一部分由应变电阻元件构成,将压力的变化转换成电阻值的变化。当换能器感受的压力为零时,电桥平衡,输出为零;当压力作用于换能器时,应变电阻元件的电阻值发生变化,引起电桥失衡产生电流从而换能器产生电信号输出。在换能器的测定范围内该电信号大小与压力呈相关的线性关系。

在观察、记录血压时,首先应将换能器及动脉插管内充满抗凝液体,并排尽其中的气泡。当夹闭的动脉开放后,可见血液进入液体耦合管,且血液/抗凝液交界液面随着脉搏而出现有效往复运动。此时可进行血压观察、记录。需要注意的是测量血压时,换能器应放置在与心脏平行的位置,以保证测量结果的准确;血压换能器有一定的测压范围,不要用换能器测量超过其范围的压力;严禁在换能器管道处于关闭状态时,用注射器向换能器内加压,因换能器头部感压膜片有压力承受的上限,超过其范围后无法准确测定压力;换能器在使用中,如果发现液体耦合管内凝血,可以从换能器接口与液体耦合管之间附加的三通阀侧管中注入抗凝液清洗,注意此时阀门的位置,应切断与传感器内的液体通路,避免高压损坏传感器。每次使用后,应将换能器内的液体及时清除,并用蒸馏水洗净、擦干,尤其是有机玻璃罩内腔及感压膜片,擦干后方可拧回。

(二) 呼吸流量换能器

呼吸流量换能器由造压阀、塑料管、差压换能器组成,与实验动物的气管上呼吸插管相连后,可测量呼吸波,也可以测量呼吸流量。其工作原理类似于压力换能器,但对气道压力变化更敏感,因其具有 2 个传感器探头,可以通过探头之间的压力差,记录正负通气。呼吸流量换能器灵敏度较高、受外界干扰因素少,人为操作误差小。

(三) 张力换能器

张力换能器(tension transducer)主要用于测量和转换骨骼肌收缩、心肌收缩和其他位移信号。张力换能器的工作原理与压力换能器相同。张力换能器的应变电阻粘贴在应变梁上,力作用于应变梁,应变电阻值改变,电桥失衡;换能器将张力信号转换成电信号输出。

实验时,用丝线将张力换能器的应变梁与实验对象(如肌肉标本)相连。连接的松紧度以丝线拉直为宜,并尽量使丝线与应变梁呈垂直方向。选择适当的放大倍数,即可观察、记录张力变化。注意:张力换能器有一定的测量量程,不宜测量超过其量程的负荷,以免损坏换能器。张力换能器应变梁口是开放式的,在实验过程中应防止液体滴入换能器内部。在使用张力换能器过程中,应避免换能器的碰撞、摔打。

二、生物信号采集系统

生物信号采集系统是应用于生命科学领域内的信号采集与处理系统,主要用于探测和采集各种生物机体内或离体组织器官中的生物电信号以及张力、压力、温度等生物非电信号的波形,从而对生物机体在不同的生理或药理实验条件下所发生的生理变化加以记录与分析。其主要由硬件及生物信号显示与处理软件构成,其中硬件又包括生物机能实验系统硬件和计算机。生物机能实验系统硬件一般为四通道,通常具有 4 个信号输入接口、1 个触发输入接口、1 个刺激输出接口、1 个记滴输入接口等输入和输出接口。在使用时需启动计算机,并打开生物机能实验系统硬件电源,检查实验所用的传感器、信号输入线、刺激输出线等是否正确连接在相应的通道,同时启动生物信号显示与处理软件。

该软件通常具有功能区、实验数据列表视图区、波形显示视图区、其他视图区等工作区,其中功能区是主要功能按钮的存放区域,是各种功能的起始点;实验数据列表视图区保存有默认位置的数据文件列表,双击文件名直接打开该文件;波形显示视图则显示采集到或分析后的通道数据波形;其他视图区可以显示通道参数调节视图(刺激参数调节和刺激发出控制区)、刺激参数调节视图(刺激参数调节和刺激发出控制区)、测量结果视图(显示所有专用和通用的测量数据)等。

当开始实验时,可以从实验模块启动实验,也可以手动选择信号对话框进入实验。从实验模块启动实验较为适用于教学实验,在软件中选择功能区"实验模块"栏目,然后根据需要选择不同的实验模块开始实验,比如,选择"循环"→"心肌细胞动作电位",将自动启动该实验模块。从实验模块启动实验时,系统会自动根据用户选择的实验项目配置各种实验参数,包括采样通道数、采样率、增益、滤波、刺激等参数,方便快速进入实验状态。从选择信号选择对话框启动实验较为适用于科研实验或建立新的教学实验,在软件中选择工具区"开始"→"信号选择"按钮,系统会弹出一个信号通道选择对话框,实验者可根据自己的实验内容,为每个通道配置相应的实验参数,这些参数也可以存储为自定义实验模块,帮助科研工作者快速启动自己的实验。选择功能区开始栏中的"暂停"或"停止"按钮,可以完成实验的暂停和停止操作。当单击停止实验按钮的时候,系统会弹出一个询问对话框询问是否停止实验,如果确认停止实验则系统会弹出"另存为"对话框让用户确认保存数据的名字。对已保存的数据还可以通过反演功能再次查看及分析,在功能区的开始栏中选择"文件"→"打开"命令,在打开文件对话框中选择要打开的反演文件即可查看已保存的数据。

各种内外环境变化都可成为生物体的刺激因素。例如,光、声、电、温度、机械及化学因素等都可使可兴奋组织产生反应。但在药理学实验中除了药物产生刺激外,还需要使用电刺激。电刺激在刺激频率、强度及刺激持续时间方面均易精确控制,对组织没有损伤或损伤较小。电子刺激器(electronic stimulator)是发出电脉冲用以引起组织兴奋的仪器,可通过调节模式、刺激方式、刺激波宽、频率、强度、脉冲数、波间隔、主周期等参数(附图 2-1),获取理想的电刺激信号用于实验。

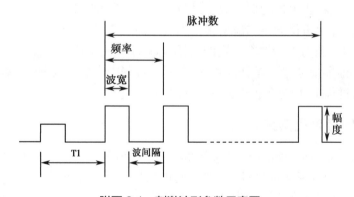

附图 2-1　刺激波形参数示意图

(1)模式:正电压、负电压、正电流、负电流。

(2)方式:单刺激、串单刺激、连续单刺激、自动串单刺激、双刺激、串双刺激、连续双刺激、自动串双刺激、定时刺激。

(3)波宽:刺激脉冲高电平。

(4)频率:刺激脉冲频率[单位时间内(每秒)刺激脉冲数]。周期(T)=1/频率(f)。

(5)强度:刺激的强度。

(6)脉冲数:串脉冲(单刺激或双刺激)时的刺激脉冲个数。

(7)波间隔:双刺激时第一个刺激脉冲和第二个刺激脉冲之间的时间间隔。

(8)T_1(刺激前延时):刺激脉冲发出之前的初始延时。

(9) 主周期：当重复次数大于 1 时，主周期即为每次刺激组的总时间，但是主周期必须大于有效刺激时间（即刺激动作没完成之前，主周期不可结束）。例如定时刺激：主周期（s）>延时（s）+［波宽（ms）+波间隔（ms）］× 脉冲数。

三、心电图机

心脏活动时，心肌细胞产生的生物电信号变化，可通过导电的组织和体液传导到体表。在体表任意两点存在着电位差，将测量电极放置在人体表面的一定部位记录出来的心脏综合性电变化曲线称为心电图（electrocardiogram，ECG）。心电图机是记录心电图的专用仪器，可以将微弱的心电信号提取并加以放大，然后通过热笔式描笔记录在心电图纸上，供分析解读。在动物实验中，多通过生物信号采集处理系统动态观察心电图，记录实验动物的心电波形、心率和心律变化，观察心肌梗死、电解质紊乱等。

心电图机备有标准肢体导联（I、II、III）、加压单极肢体导联（aVR、aVL、aVF）及胸前导联（V_1~V_6）等共 12 个导联（lead）的 10 根导联线，可根据需要选择。心电图描记过程中常会出现不同程度的失真，往往来源于噪声干扰、温度过高、操作方法不当等。严格遵循心电图操作规范，可避免失真，提高图形质量。心电图机有交流干扰（HUM）和肌电干扰（EMG）两种滤波器。除可使用交流电源（220V，50Hz）外，还备有充电式电池。

操作心电图机时，首先要根据检查需要，按照电极的颜色标记连接好测量电极。肢体导联电极：右腕——红，左腕——黄，左踝——绿，右踝——黑；胸前电极：V_1~V_6 依次为红、黄、绿、棕、黑、紫。胸前电极安放部位是，V_1：胸骨右缘第四肋间隙；V_2：胸骨左缘第四肋间隙；V_3：V_2 与 V_4 的中点；V_4：左第五类间隙锁骨中线处；V_5：左腋前线与 V_4 同一平面；V_6：左腋中线与 V_4 同一平面。

实验教学中常用标准 II 导联。在对受检者进行检查前，操作者务必认真阅读核对好受检者重要信息资料，应快速了解申请检查的目的，了解对描记有无特殊要求；检查心电图机各条线缆的连接是否正确，包括导联线、电源线等，导联线保持顺畅，勿缠绕。受检者接受心电图检查前，应稍事休息，保持平静，避免紧张；检查前 2 小时不吸烟，不饮茶、咖啡和酒等刺激性饮品；穿着宽松，方便检查；放置电极部位的皮肤如有污垢，应先进行皮肤清洁；放置电极部位毛发过多，则应剃除局部毛发，以减少电阻。

受检者电极安放部位应先用乙醇（酒精）清洁，并涂抹导电膏以降低电阻排除干扰。在测量实验动物心电图时，应将实验动物仰卧固定并使实验动物保持安稳。若实验动物的被毛浓密，可先剪去毛，再安放电极，也可用针式电极刺入皮下，再连接导联线：一般双前肢电极插入肘部皮下，双后肢电极插入膝关节上部皮下。同时，环境温度不能太低，避免肌肉战栗引起的肌电干扰，更要避免电极刺入骨骼肌内。单通道心电图机描记顺序一般为 I、II、III、aVR、aVL、aVF、V_1、V_2、V_3、V_4、V_5、V_6。全部检查完成后，关闭电源；部分机型需将各控制器旋钮旋至最低点。

四、动物呼吸机

动物呼吸机是辅助动物呼吸最常用的设备，广泛用于基础医学、临床医学和动物医学等科学研究实验（如心肌缺血模型制作、肺功能评估）及动物临床手术中的呼吸管理、动物的急救、呼吸治疗等。当动物因使用某种麻醉剂或打开胸腔时，动物即不能进行自主性呼吸，需要以人工呼吸机（artificial respirator）帮助动物进行被动呼吸，其工作原理是以电机为动力，由驱动电路控制,有节律地输出气流,经吸气管进入动物肺内,使肺扩张,以达到气体交换的目的,其控制准确、方便实用,不需要高压气源,潮气量输出准确,性能稳定。动物呼吸机适用于大鼠、豚鼠、兔、猫、狗、猴等动物实验。

常用动物呼吸机的性能指标包括潮气量 1~200ml(可调),吸、呼时比为 1~5/1~5(吸、呼值均可在 1~5 间调节),呼吸频率 1~200 次/min,呼吸模式(容量/压力),吸气流量(10~1 000ml/min)。部分动物呼吸参数见附表 2-1。

使用前,将动物呼吸机放置到平稳坚实操作台面上,安装好供气源(如连接氧气瓶或压缩空气)。呼吸频率可根据动物的需要选择,例如采用高频率小通气量的通气方式,60~150 次/min,有利于提高动物的血氧分压;采用常频大通气量的通气方式,有利于二氧化碳的排出。在肺顺应性下降、血液循环不稳定、开胸后、精细手术操作时等情况时一般采用高频通气;但长时间使用高频通气,应防止部分肺泡塌陷,宜间隔采取常频通气方式。

动物呼吸机进行高频通气时,呼吸比值一般采用 1:1.5 或 1:2.5。增加吸气时间容易加大通气量,缩短呼气时间容易引起肺泡的塌陷,妨碍二氧化碳排出,吸气时间太短通气量不足影响肺泡膨胀和气体交换。如观察到或血气分析发现二氧化碳潴留,应适当加大通气量延长呼气时间。如需要提高血氧分压可提高工作压力,或采用 60~150 次的高频通气,适当增加呼吸比值。如需要减低二氧化碳分压,可采用低氧浓度的供氧源,或加大工作压力降低通气频率,延长呼气时间。动物呼吸机使用完毕后应整理好附件,消毒后放置通气干燥处。

附表 2-1　部分动物呼吸参数

动物	体重/kg	呼吸频率/(次·min⁻¹)	潮气量/ml
小鼠	0.02~0.04	100~130	1~3
大鼠	0.15~0.40	70~110	4~25
豚鼠	0.27~0.94	70~110	4~25
兔	2~3	35~50	20~70
猕猴	2~4	30~50	20~100
猫	2~3	20~30	20~70
狗	10	16~20	150~200

五、动物行为学检测仪器

(一) 小鼠避暗仪

小鼠避暗仪利用鼠类的嗜暗习性而设计,以光、电击为联合刺激使实验动物产生由被动回避转为主动回避的条件反射。记录此条件反射建立过程中的主动回避反应指标来反映实验动物的学习、记忆能力的变化。小鼠避暗仪由控制器和活动箱两部分组成,主要用于测试和自动记录小鼠第一次从明室进入暗室的潜伏期和受到电击的次数,以完成对小鼠的学习和记忆能力的研究。

小鼠避暗仪使用前需要对动物进行训练,使其经训练后获得记忆。首先打开电源开关,根据实验需求完成实验条件参数的设定(实验时间、刺激电压、实验日期)。随后拉动门控手柄关闭通道门洞,将小鼠背向洞口放入活动箱明室中。按下按键开始实验,并立即打开门洞。这时主机液晶屏显示实验时间开始进行倒计时,同时各通道的潜伏期开始正向计时。当小鼠第一次从明室进入暗室,潜伏期计时停止,小鼠进入暗室后会因受到电击而逃出进入明室,同时液晶屏显示出错次数加 1。到达实验设定时间或再次按下按键,实验停止(一般情况下训练时间常设置为 5 分钟,仪器自动记录此时间段内出错次数可反映动物的学习成绩)。经训练 24 小时或 48 小时后进行记忆测验,操作步骤同上,记录每只动物进入暗室的潜伏期(动物从放入明室按实验开始到进入暗室遭电击的计时时间)和 5 分钟内的出错次数(实验时间内小鼠从明室进入暗室受到电击的次数),并计算 5 分钟内进入暗室(错误反应)的动物百分率(记忆巩固)。在停止训练 5 日后可以在不同的时间进行一次或多次记忆消退实验测试(记忆再现)。

　　该设备适用于 20~30g 小鼠,体重过小动物探测可能不灵敏。实验最好在安静、昏暗的环境下进行,温度为 20℃左右。由于动物的回避性反应差异较大,如需减少差异或少用动物,可对动物进行预选或按学习成绩好坏档次进行实验。此外动物的个体差异对电击刺激反应较大,实验时宜先设置相对较低的刺激电压,以免过多电死动物。

(二) 条件位置偏爱测试仪

　　条件位置偏爱(conditioned place preference)测试仪将环境刺激与作为条件性强化的某种药物搭配,使动物在环境刺激和药物之间建立联系,形成操作性行为,从而观察动物对搭配环境的偏爱程度来测定所搭配药物的强化效应。是用于评价药物的奖赏效应和寻找抗觅药行为的有效工具。它通过将实验动物(大鼠)置于测试箱的白色观察区域,然后观察实验动物在三个测试箱(白箱、灰箱、黑箱)的活动情况,从而得到实验动物喜好处于暗色区域或明色区域的定量结果数据。其建立的条件主要基于药物的奖赏效应和无关性刺激同药物奖赏效应的关联性学习记忆,使动物能够对不同的环境表现出偏爱(厌恶)反应。该设备本仪器由黑箱、灰箱、白箱三箱和最多可控制 6 台实验箱的控制器组成。实验时首先放下黑箱和白箱入口处的门,使黑 - 灰 - 白三箱处于隔离状态,把动物放置灰箱内,适应数分钟。随后打开仪器电源,进入参数设置界面:例如模式可选择"自动模式",表示按设定的实验时间倒计时,实验自动停止;"手动模式"表示正向计时,人工控制实验停止。需要设定动物的初始位置处于哪个箱内。随后退出设置状态。按下"启 / 停"按钮,同时向上提旋 90° 打开黑 - 灰箱,灰 - 白箱之间的隔离门;系统按实验设置的时间和方式,自动统计进入各箱的次数和停留时间。

　　该设备适用于体重 200~250g 成年大鼠,并需在通风、安静、相对昏暗的环境下进行实验。实验指标分别有:①在黑箱停留的总时间;②进入黑箱的总次数;③在灰箱停留的总时间;④进入灰箱的总次数;⑤在白箱停留的总时间;⑥进入白箱的总次数。

(三) 跳台自动测试仪

　　学习记忆实验方法的基础是条件反射,各种各样的方法均由此衍化出来,跳台实验(diving platform test)就是其中的一种较常用的方法,该方法的优点是简便易行,一次可同时试验多只动物,既可观察药物对记忆过程的影响,也可观察对学习的影响,有较高的敏感性,尤适合于初筛药物。小鼠跳台仪是以电击为刺激,利用实验动物对电击刺激的逃避反应,使实验动物产生由被动回避转为主动回避的条件反射而设计的。在一个底面可以通电的反射箱内放置一个绝缘的跳台,当实验动物在训练中受到电击时,可以跳上跳台逃避电击,由此获得记忆,通过测试动物在平台上的潜伏期测试记忆,从而反映实验动物的学习、记忆能力的变化。该设备由控制器和反应箱两部分组成,主要用于测试和自动记录小鼠受到电击的次数和第一次跳下平台的潜伏期,以完成对小鼠学习和记忆能力的研究工作。实验前将实验动物放入反应箱内适应环境 3 分钟。随后打开电源开关,设定实验参数,设定相对较低的刺激电压。在训练测试时按下开关,系统立即通电。当实验动物在底部栅栏上受到电击后其正常反应是跳回平台,以逃避电击。多数实验动物可能再次或多次跳至铜栅上,当它们再次受到电击后又会迅速跳回平台。训练数次后,实验动物获得记忆,可以按固定时间的错误次数作为训练时实验动物的学习成绩。在记忆测试阶段,设定好测试时间后,按开关,将经过训练后筛选分组的实验动物依次放入各通道反应箱内的平台上,系统将依次自动触发该通道计时。当某通道实验动物第一次跳下平台时,该通道计时结束,此即为该实验动物的记忆潜伏期(训练后的实验动物测试时第一次跳下平台所用的时间。错误次数为设定时间内实验动物跳下平台受到电击的次数),实验动物在测试时间内反复上下的次数记录为受到电击的次数即出错次数。24 小时或 48 小时以后,将实验动物以同样方式再次放置于平台上,按记忆测试模式进行测定实验动物的记忆巩固情况。停止训练 5 日后(含第 5 日),可以在不同时间进行一次或多次按记忆测试测定实验动物的记忆消退。记忆损伤动物由于记忆力下降,表现为潜伏期缩短,同时错误次数增加。

　　大鼠和小鼠跳台法均较常用,实验在常温下进行即可。但实验动物的回避性反应差异较大,可对实验动物进行预筛选或按学习成绩好坏档次进行实验。同时由于个体差异,实验宜先施加相对较低的刺激电压,以避免电死实验动物的可能性。实验时间可根据需要自行调整设定。

(四) 八臂迷宫分析测试仪

　　八臂迷宫(maze)是一种用于研究动物空间记忆的迷宫模型。广泛应用于测试动物空间探索工作记忆和参考记忆实验。该实验方法以最小耗费受试动物来努力完成寻找各臂上的食物为前提,记录潜伏期、参考记忆错误(reference memory error,指进入未放置食物的参考臂的次数)和工作记忆错误(work memory error,WME,指第二次进入工作臂的次数)。八臂迷宫由一个中心区和其周围连接的八条臂组成,在其中一些臂的末端放入食饵或将一些臂施以电击,根据实验动物的取食或逃避策略(时间、正确次数、错误次数、路线等参数)可以反映实验动物的空间记忆能力,还能通过声、光、电等刺激 - 应答模块建立完整的各种条件、非条件刺激环境,进行学习记忆能力评价。目前已经应用在一系列以神经行为为基础的学习记忆、有毒化学药品的毒性作用和新药或新疗法的效果研究中。

　　在实验开始前一天,对实验动物进行称重,之后禁食 1 天。实验期间,每天仅饲喂一定量的普通饲料即可,使实验动物的体重维持在非禁食状态下的 85% 左右。禁食 1 天后,将实验动物逐个放在迷宫中央,让其在迷宫内自由探究 5 分钟,连续 2 天。其间迷宫内不放饲料。2 天适应期结束后开始觅食训练。在随机选择的 4 个臂中放入食物,并开灯将臂照亮。将实验动物放入迷宫中央,让其随机进入一个亮臂,吃完臂内食物后,再在同一条臂内放入食物。实验动物再次进入同一臂并吃完食物后,关掉这一臂内的灯泡,且不再放食物。当实验动物分别进入 4 个亮臂,吃完 8 次食物(2 次 / 臂),或实验动物在迷宫内 10 分钟仍未完成,则实验终止,训练完成。实验过程中需要记录实验动物的入臂情况(进入的哪个臂和入臂顺序)。如果实验动物进入了一个未照亮的臂,则记为 1 次入臂错误。在训练下一只实验动物前,需要先清洁迷宫。觅食训练周期为 15 天,每天都应该随机选择放食物和照亮的 4 个臂。觅食训练结束后,需要进行 3 天的探查训练。方法是只随机选择一个臂放入食物并照亮。之后将实验动物放入迷宫,实验动物很快进入亮臂并吃掉里面的食物后,将该臂的灯关掉,立即随机选择另一臂,打开灯并放入食物,需要完成 8 个亮臂的训练。每次照亮的臂都是随机选择,所以在一次训练中,有的臂可能不止一次照亮。如果实验动物选择了未照亮的臂,则记录为入臂错误。

该设备以成年 200g 左右体重的大鼠为宜,小鼠可能会探测不敏感。实验需在通风、安静、相对昏暗的环境下进行。学习和测试实验过程中周围物品等环境尽量保持一致。为了避免动物气味循迹效应,应该保证实验后清洁和通风,同时避免人围观干扰动物实验,学习和测试过程实验平台维持环境条件不变。

(五) 疲劳转棒仪

机体运动耐力水平降低是疲劳最明显的表现之一。疲劳转棒仪是用于研究药物对动作协调性和抗疲劳特性的实验仪器,该仪器有较好的实验性,是抗疲劳药物筛选和鉴定检测的理想仪器。该仪器可做转棒疲劳实验(rota rod system)、骨骼肌松弛实验、中枢神经抑制实验以及其他需用运动方式检测药物作用的实验,如药物对运动能力的影响,体内某种物质缺乏对运动能力的影响,心脑血管药物对运动能力的影响等。

转棒测试用于评估啮齿类动物的运动协调和平衡能力。实验动物必须在旋转的杆上保持平衡。仪器记录实验动物从以不同速度旋转或在连续加速的杆上掉下来所需的时间(延迟)、掉落时杆的速度及实验动物运动距离。以小鼠为例,旋转杆直径约为 3cm,由硬质塑料材料制成;通道宽度约为 8cm。该设备必须允许在 300 秒内从 4r/min 加速到 40r/min。延迟数据传输到计算机,并记录实验动物落棒的原因(例如跌落、跳跃)。在测试当天,应将小鼠关在自己的笼子里,并在测试室中适应至少 15 分钟(适应阶段)。称量每只小鼠并记下数据表上的体重。为了便于在以后的试验中识别,在测试前使用墨水标记小鼠,并在尾巴的底部有相应的条纹记号,然后打开转棒装置。测试时将小鼠放在通道上,试着让杆上的小鼠向前走以保持平衡。杆最初以 4r/min 恒定速度旋转,以允许将所有小鼠定位在各自的通道中。一旦所有的小鼠都处于恒速运动状态,此时加速转棒,在 300 秒内从 4r/min 加速到 40r/min。整个实验过程中转棒仪会自动记录每只小鼠从杆上掉下来的潜伏期、掉落时速度及运动距离,并记录试验结束的原因(坠落、跳跃、被动旋转)。测试结束后需用水清洗设备,50% 乙醇擦干。

大多数小鼠行为研究都依赖于年龄、性别。在单个实验中应尽量满足上述参数的可比性。体重可能会影响该测试中的表现。杆的表面和直径大小也是直接影响该测试性能的主要参数。此外环境因素可能会影响小鼠的焦虑程度。温度、湿度、通风、噪声强度和照明强度必须保持在适合小鼠的水平。必须在测试前后将小鼠保持在统一的环境中,以避免获得异常结果。

六、痛觉研究仪器

(一) 智能热板仪

利用一定强度的温热刺激实验动物躯体某一部分,从而产生疼痛反应,以刺激开始至出现反应的时间为潜伏期作为测痛指标评价药物抗疼痛能力,适用于筛选作用较强的镇痛药物。热刺激强度在 45~55℃,在这一范围内实验动物可产生明显的痛反应,又不致造成皮肤灼伤,此为热刺激法。热板法(hotplate)镇痛实验是一个经典的筛选镇痛药实验,其原理是将小鼠放在一定温度的热板上(55℃±0.1℃),小鼠受热刺激后可出现舔后足的反应,测定热痛反应时间(痛阈);镇痛药可提高痛阈,延长热痛反应时间。实验以舔后足作为疼痛反应指标,测定潜伏期,观察给药前、后痛阈值的变化。

实验前首先开启电源设置日期、温度等参数,系统默认温度为55℃。在热板实际温度没有达到目标温度之前,系统处于加热状态,此时不能进行实验,实际温度达到目标设定温度后方可开展正常实验。将实验动物放在预热好的金属板上,在放入实验动物的同时,踩下脚踏开关或按下按钮,系统自动开始计时,等观察到实验动物添后足后,再次踩下脚踏开关或按下按钮,计时结束,所得时间即为潜伏期。同一只实验动物两次实验需间隔≥5分钟,测2~3次取其平均值计算潜伏期。该实验前应筛选实验动物,一般将反应潜伏期小于5秒或大于30秒的小鼠应排除在外。且雄性鼠可能因为阴囊下降而受刺激,故本实验宜用雌性鼠。室温对实验有影响,过低实验动物反应迟钝,过高则敏感,易引起跳跃。室温13~18℃范围内实验动物波动较小。

不同个体对热板刺激反应有不同表现,多数舔足,故常采用舔足为痛反应指标,有些实验动物反应易跳跃而不舔足,还有的小鼠只在热板上快速走动而不出现舔足反应。舔足反应为保护反应,而跳跃为逃避反应。故实验中只宜取其一为指标,将其他反应鼠剔除。以刺激开始至出现反应的潜伏期(痛阈)作为测痛指标评价药物疼痛能力。为防止足部烫伤,若痛阈值超过60秒,即停止测试而按60秒计。该方法简便易行,痛感指标明确,对组织损伤最小,实验动物可反复利用,但对作用较弱的镇痛药不太敏感。

(二) 热刺痛仪

利用一定强度的温热刺激实验动物躯体某一部分,从而产生疼痛反应,以刺激开始至出现反应的潜伏期作为测痛指标评价药物疼痛能力,适用于筛选作用较强的镇痛药物。热刺痛(thermal pain)仪采用高聚光灯产生可变强度的辐射光束,经过红外滤光镜聚焦照射大小鼠后肢足底中心处皮肤,以大小鼠迅速抬起后肢作为疼痛反应指标,给药前、后痛阈值的变化来测定药物的效应。实验前先打开主机电源,按"开始"键点亮刺激光源,预热30秒,设置组别、实验停止时间、光照强度等实验参数。应选择体重200g左右的大鼠或体重20g左右的小鼠,分别放入实验平台上的鼠盒内待实验动物适应保持安静后开始实验。实验时移动平台下方的热辐射刺激筒至大小鼠后足部位,使光源发射中心正对实验动物足底,按下刺激筒上的开始按钮,仪器开始计时,并发射出红外光刺激实验动物后足部位,实验动物受刺激抬起或移动后足,仪器自动感应此动作立即停止计时,实验结束。自照射开始至迅速抬起后肢的潜伏期时间(秒)作为该实验动物的痛阈值。一般连测2次取其平均值作为基础痛阈(对照潜伏期)。

(三) 光热尾痛测试仪

辐射热刺激法是指用一定强度的温度来刺激实验动物躯体的某一部分使其产生疼痛反应。鼠以甩尾反应时间为痛反应指标。实验时,从照射开始到甩尾的时间作为痛阈。光热尾痛测试仪适用于大、小鼠的甩尾测试(tail-flick test)。其基本原理就是将一束光照射到鼠尾上产生集热效应,使鼠尾的局部升温产生疼痛,当超过实验动物忍耐的痛阈时实验动物就产生有效的甩尾逃避,以此方法来判断实验动物痛阈的高低和变化的方法就叫光照甩尾法。当实验动物感觉疼痛,尾巴会轻敲台面,内置传感器会立刻检测到,停止计时和关闭光源,即仪器自动记录反应时间和光源强度。实验时打开电源,进入界面。将准备的实验鼠装入固定筒内,尾部暴露于外,实验前先用75%乙醇擦净鼠尾,墨汁涂于尾部的下1/3处作为光刺激点的标志,实验时使光刺激点标志正对光照辐射处,稍待实验动物安静后即可进行实验;按下开始键开始实验,此时辐射灯被点亮,透过红外玻璃发热,实验计时开始;当尾部被光刺痛时,实验动物会迅速甩动尾巴并移开热源,仪器自行侦测到该动作,实验计时自动停止,记录保存于系统中,该次实验结束。注意在实验过程中,由于实验动物的非刺激性甩尾而记录的数据属于实验中的无效数据。此实验一般选择体重200g左右大鼠或体重20g左右小鼠,装入特制的固定筒内。一般选择5秒左右引起甩尾的实验动物供实验用,少于3秒或大于10秒的实验动物反应过于灵敏或迟钝,舍弃不用。由于鼠尾表面积很大,易于散热,改变室温可使尾温发生相应变化,随着室温的升高,甩尾阈值降低。故实验时,最好将室温维持在20℃左右,并且每日同一时间进行。

(四) 惊厥及痛觉实验交流电刺激器

电惊厥法是利用电流刺激实验动物诱发惊厥,并利用这种实验模型来筛选抗癫痫大发作的药物。目前最常用的方法是最大电休克癫痫发作(maximal electroshock seizure,MES)实验,一般认为,MES是癫痫大发作的实验模型,受试化合物若能明显对抗MES,则该化合物有可能发展成为在临床上治疗癫痫大发作有效的药物。惊厥及痛觉实验交流电刺激器可提供0~120V输出电压,单刺激和连续刺激,由于具有外触发程控功能,与外触发信号结合可扩大仪器的应用范围,使其用于其他需要各种交流电刺激的实验。实验开始前先将输出电压调整到20V,刺激时间设为0.5秒。周期为单刺激,如实验中不发生惊厥,则逐渐增加输出电压。实验时,先将惊厥及痛觉实验交流电刺激器的鳄鱼夹尖端用生理盐水润湿,一个小夹子夹住小鼠两耳根间的皮肤,另一个夹下颚部,调节输出电压、刺激时间以及刺激周期。小鼠发生惊厥时可出现双后腿强直,其过程为僵直屈曲期—后肢伸直期—阵挛期—恢复期。

(五) 足趾容积测量仪

用一定剂量的致炎剂,注入大小鼠后肢足趾或踝部皮下,造成足趾和关节肿胀,通过测量鼠类足趾致炎肿胀后消肿过程中的体积改变以及比较给药组和对照组足趾或踝关节肿胀抑制率来评价抗炎药物疗效。足趾容积测量仪通过测量鼠类足趾致炎肿胀后消肿过程中的体积改变来评价抗炎药物疗效,亦可用于解热抗炎类药物的药理研究以及药物产生致炎副作用的检测。实验前需预热,接通仪器相关设备连线,打开开关进行预热仪器5分钟。并将测量烧杯装满130ml左右清水,放在工作面上,盖上保护盖。此时设置实验参数,根据液晶屏提示踩下脚踏开关或按下清零键,完成清零操作。实验时用记号笔在大小鼠后肢踝关节周围作上记号,测量时拉直放入量杯,使记号线与量杯水位线相平,稳定后等仪器发出提示音后,踩下脚踏开关或按测量按钮得出结果。该设备适用于用体重120~150g的健康大鼠或18~25g的健康小鼠,因其对致炎剂最敏感,肿胀度高,差异性小。由于实验动物后足碰到量杯中的凉水会缩足影响实验,采用温水可便于测量操作。

观察给药前后各鼠踝关节容积(即肿胀度)的变化,并比较给药组与对照组肿胀度的差异,分别计算肿胀率和肿胀抑制率。

$$肿胀率(\%) = \frac{(致炎后足趾容积 - 致炎前足趾容积)}{致炎前足趾容积} \times 100\%$$

$$肿胀抑制率(\%) = \frac{(对照组平均肿胀度 - 给药组平均肿胀度)}{对照组平均肿胀度} \times 100\%$$

七、分光光度计

分光光度计的基本工作原理是物质对光（光的波长）的吸收具有选择性。不同的物质都有其各自的吸收波长，所以当光色散后的单色光通过溶液时，某些波长的光线就会被溶液吸收（光能量减弱）。因此，在一定波长下，溶液中物质的浓度与光能量减弱的程度有一定比例关系，即符合比尔定律（Beer's Law）。

721 型分光光度计允许的测定范围在 360~800nm，其构造比较简单，测定的灵敏度和精密度较高。仪器使用时：①首先接通电源，打开电源开关，指示灯亮，打开比色皿暗箱，预热20 分钟使光源达到稳定后开始测量；②波长选择按钮，选择所需要的单色光波长，用灵敏度旋扭选择所需要的灵敏度档；③放入比色皿，旋转零调节旋钮（即"0"旋钮），将比色皿暗箱盖合上，推进比色皿拉杆，使参比比色皿处于空白矫正位置，使光电管见光，旋转透光率调节旋钮（即"100%"旋钮），使微安表指针准确处于100%，按上述方法连续 3 次调整零位和100% 位即可进行测定工作；④把空白溶液更换成待测溶液，记录测量值，测量完成后取出比色皿并清洁样品池。

八、小动物麻醉机

小动物麻醉机是一种常用于小鼠、大鼠等动物手术、检查和治疗等操作中的医疗设备，通过将麻醉药由液态转化为气态，并与氧气或空气进行一定比例的混合后，供给实验动物吸入，从而达到麻醉状态。根据动物的种类、体重、年龄等因素，选择适当的麻醉药物和剂量。常用的麻醉气体包括异氟烷、异氟醚、七氟醚等。小动物麻醉机通过调节氧气和麻醉气体混合比例来控制麻醉深度。

气体麻醉机主要由氧气流量计组件（氧气流量计、氧气流量调节旋钮）、蒸发器、快速冲氧按钮、气体转换开关、麻醉诱导盒、麻醉面罩组成。其中氧气流量计组件用于控制进入到麻醉系统的氧气或空气流量，通过旋转氧气流量调节旋钮进行精确调节，调节范围为0.1~4L/min。蒸发器是整套麻醉机结构中的核心部件，其将液态的麻醉药转化为气态，然后按照其体积百分比加入氧气中，体积百分比由蒸发器上部的数字刻度盘调节，出口所出来的气体即为所设定浓度的麻醉混合气体。

使用麻醉机前先检查麻醉机和相关器材是否完好无损，并确保氧气和麻醉气体供应充足，在加注麻醉药过程中，要注意观察液面指示窗，使液面处于上下两条刻线之间。在进行动物麻醉时：①打开氧气气源（不超过 400kPa）或空气泵，逆时针旋转氧气流量调节旋钮，并查看流量计内浮标位置，调节至合适的流量值；②将实验动物放入诱导盒中，将气体转换开关拨向"Chamber"指示方向，此时麻醉气体流向麻醉诱导盒；③按下刻度盘锁定键，旋转蒸发器刻度盘，调节麻醉气体浓度到合适的值，之后调节浓度时，直接旋转刻度盘即可；④旋转蒸发器刻度盘，调节合适的维持麻醉浓度，将气体转换开关拨向"Mark"指示方向，此时麻醉气体流向麻醉面罩；⑤将实验动物从麻醉诱导盒取出，将其头 / 鼻放置于麻醉面罩里，确认实验动物麻醉状态良好后，可进行后续的实验操作。在麻醉实验完成后，将蒸发器刻度盘旋至"0"刻度，按下快速冲氧按钮，以便清除麻醉诱导盒中的麻醉气体，调节氧气流量计旋钮，直至流量读数为"0"，关闭氧气或空气气源，将蒸发器内麻醉药排空，仔细清洁麻醉机。

九、多功能酶标仪

多功能酶标仪（multimode microplate reader）的光学检测方法包括光吸收、荧光、化学发光、时间分辨荧光和 AlphaScreen（amplified luminescent proximity homogeneous assay），检测模式有终点法、动力学扫描、光谱扫描和荧光多点扫描。其中光密度（optical density，OD）检测是根据试剂的来源和标本的情况以及检测的具体条件，可设计出多种不同类型的检测方法，包括酶联免疫吸附测定（enzyme-linked immunosorbent assay，ELISA）、蛋白定量、核酸定量、化合物检测（一氧化氮检测、胆固醇检测、氧化/抗氧化能力检测、磷相关检测等）、细胞活性分析、内毒素检测、酶活性分析、细胞及细菌生长测定和光谱分析等。酶标仪对 ELISA 进行定量分析的工作原理为：酶标记的免疫复合物与酶的相应底物能够产生显色反应，显色程度与被检测样品中待测抗体或抗原的含量有关。酶标仪常用于药物筛选、细胞增殖测定、细胞毒性测定、肿瘤药物敏感试验的 CCK8 试剂盒分析，其原理是在活细胞中脱氢酶的还原作用下产生水溶性的黄色甲䐂产物（formazan dye），生成的甲䐂产物的数量与活细胞的数量成正比，故可利用这一特性直接进行细胞增殖和毒性分析。光谱扫描可用于检测条件的优化、找到最合适的检测波长；多标记检测，找到合适的检测波长将多种标记的信号物质区分开以及分析试剂或者化合物的稳定性、纯度和特性。荧光强度检测，可用于核酸浓度测定、荧光报告基因检测（如绿色荧光蛋白，green fluorescent protein，GFP）、钙离子通道及钙流检测、线粒体膜电位分析、活性氧（reactive oxygen species，ROS）检测和荧光共振能量转移（fluorescence resonance energy transfer，FRET）用于蛋白质折叠和胞内信号转导的分析等。化学发光检测法是通过检测化学反应或生物化学反应发出的可见光，不需要激发光，因而理论上无背景，灵敏度比荧光高 2~3 个数量级。按反应原理分为化学反应发光（如 Lumino 试剂的发光反应，三磷酸腺苷检测）、生物化学发光（如萤火虫荧光素酶催化的发光反应，用于报告基因启动子分析等）、生物发光共振能量转移（G 蛋白偶联受体分析）。

酶标仪所用的酶标板是放置待测样本的透明塑料板，通常为 48 孔或 96 孔。酶标仪具有所需样品微量、可同步检测多个样品、操作方法简便、测定结果准确、检测成本低廉等优点。酶标仪得到的光密度值，可以直接存储于计算机中，减少不同试验者人为读数的误差，为处理数据提供了方便。

酶标仪主要用于样品的定量检测。因此要得到准确结果，需要正确使用酶标仪，实验操作的注意事项如下。

1. 使用加液器加液，加液头不能混用。

2. 洗板要洗干净。如果条件允许，使用洗板机洗板，避免交叉污染。

3. 严格按照试剂盒的说明书操作，反应时间准确。

4. 在测量过程中，请勿碰酶标板，以防酶标板传送时挤伤操作人员的手。

5. 请勿将样品或试剂撒到仪器表面或内部，操作完成后请洗手。

6. 如果使用的样品或试剂有污染性、毒性和生物学危害，请严格按照试剂盒的操作说明，以防对操作人员造成损害。

7. 如果仪器接触过污染性或传染性物品，请进行清洗和消毒。

8. 不要在测量过程中关闭电源。

9. 对于因试剂盒问题造成的测量结果的偏差,应根据实际情况及时修改参数,以达到最佳效果。

10. 使用后盖好防尘罩。

11. 出现技术故障时应及时与厂家联系,切勿擅自拆卸酶标仪。

十、流式细胞仪

流式细胞仪(flow cytometer)是对细胞进行自动分析和分选的装置。它可以快速测量、存贮、显示悬浮在液体中的分散细胞的一系列重要的生物物理、生物化学方面的特征参量,并可以根据预选的参量范围把指定的细胞亚群从中分选出来。其有关的参数测量、样品分选等工作原理为:①光学参数测定原理是经过整形后形成的稍大于细胞直径的光斑照射到流动池中快速流动的携带荧光素标记物的细胞上,标记物受激光激发,产生代表细胞内不同物质、不同波长的荧光信号,这些信号以细胞为中心,向空间360°立体角发射,产生散射光和荧光信号。不同波长的荧光信号通过光学系统被送入到不同的电子探测器,进而获得完整的细胞或生物微粒的参数信息。②分选功能是由细胞分选器来完成的。由喷嘴射出的液柱被分割成一连串的小水滴,根据选定的某个参数由逻辑电路判明是否将被分选,而后由充电电路对选定细胞液滴充电,带电液滴携带细胞通过静电场而发生偏转,落入收集器中;其他液体被当作废液抽吸掉,某些类型的仪器也有采用捕获管来进行分选的。

流式细胞仪在使用前,甚至在使用过程中都要精心进行调试,以保证工作的可靠性和最佳性。调试的项目主要是激光强度、液流速度和测量区的光路等。①激光强度:除调整反射镜的角度以调整到所需波长的激光出光外,还要结合显示屏上的光谱曲线使激光的强度输出为最大;②液流速度:可通过操作台数字显示监督,调节气体压力大小以获得稳定的液流速度;③测量区光路调节:这是调试工作的关键,需要保证在测量区的液流、激光束、90散射测量光电系统垂直正交,而且交点较小。一般可在用标准荧光微球等校准中完成。仪器使用时:①打开电源,对系统进行预热;②打开气体阈,调节压力,获得适宜的液流速度;开启光源冷却系统;③在样品管中加入去离子水,冲洗液流的喷嘴系统;④利用校准标准样品,调整仪器,在激光功率、光电倍增管电压、放大器电路增益调定的基础上,并要求变异系数为最小;⑤选定流速、测量细胞数、测量参数等,在同样的工作条件下测量样品和对照样品;同时选择计算机屏上数据的显示方式,从而能直观掌握测量进程;⑥样品测量完毕后,再用去离子水冲洗液流系统;⑦因为实验数据已存入计算机硬盘,因此可关闭气体、测量装置,而单独使用计算机进行数据处理。

(张　勇　杜俊蓉)

附录三　药物剂量设置与换算

在实验动物给药前,实验人员须确定实验动物的给药剂量。因此,必须熟悉药物剂量设置及药物剂量的换算方法。

一、药物剂量设置

在动物实验研究中,通常可采用以下三种方法设置药物剂量。

1. 查找该药物在其他动物实验中使用的剂量,采用不同种类实验动物之间药物剂量换算法(附表 3-1)计算出此种动物实验所需的药物剂量。例如文献报道,某药物小鼠灌胃给药剂量为 40mg/kg,根据药物剂量换算方法可计算出大鼠灌胃给药剂量为 28mg/kg(40mg/kg × 7 × 0.02kg/0.2kg=28mg/kg)。

2. 参考文献报道的药物结构相似和用途相似的药物剂量,结合具体实验特点设置受试药物剂量。

3. 查找或测定受试药物半数致死量(LD_{50}),根据具体情况设定比值(如 1/10、1/20 和 1/40 等)递减 LD_{50},可获得受试药物的高、中、低剂量。

附表 3-1　人和动物间按体表面积折算的等效剂量比值

折算的等效剂量比值	小鼠 / 20g	大鼠 / 200g	豚鼠 / 400g	兔 / 1.5kg	猫 / 2kg	猴 / 4kg	狗 / 12kg	人 / 70kg
小鼠	1	7	12.25	27.8	29.7	64.1	124.2	387.9
大鼠	0.14	1	1.74	3.9	4.2	9.2	17.8	56
豚鼠	0.08	0.57	1	2.25	2.4	5.2	10.2	31.5
兔	0.04	0.25	0.44	1	1.08	2.4	4.5	14.2
猫	0.03	0.23	0.41	0.92	1	2.2	4.1	13
猴	0.02	0.11	0.19	0.42	0.45	1	1.9	6.1
狗	0.008	0.06	0.1	0.22	0.29	0.52	1	3.1
人	0.002 6	0.018	0.031	0.07	0.078	0.06	0.32	1

注:表中体重为默认体重,表格的数值为每一行与每一列的比值(体表面积比)。

二、药物剂量换算

按体重比计算药物剂量适用同种动物的不同个体,但用于不同种类动物时,常常会出现剂量偏小或偏大。按体表面积计算药物剂量适用于不同种类动物之间剂量的换算,结果比较可靠,应用广泛。目前,大多根据附表 3-1 "人和动物间按体表面积折算的等效剂量比值"进行换算。

例如:某药物人的临床剂量为 X mg/kg,换算成大鼠剂量则是:

$$X mg/kg × 0.018 × 70kg/0.2kg=6.3X mg/kg$$

这也就是说,按单位体重的剂量来算,大鼠的等效剂量相当于人的 6.3 倍。将人的剂量转换成哪种动物剂量,就在附表 3-1 中相应的动物那一列下找到与人的相交的地方的折算系数,将剂量乘以折算系数,再乘上人的体重与该动物体重的比值,注意体重的单位要一致。依此类推,我们可以算出小鼠、豚鼠等其他动物剂量与人的剂量比值。

小鼠剂量 =X mg/kg × 0.002 6 × 70kg/0.02kg=9.1X mg/kg

豚鼠剂量 =X mg/kg × 0.031 × 70kg/0.4kg=5.42X mg/kg

兔剂量 =X mg/kg × 0.07 × 70kg/1.5kg=3.27X mg/kg

猫剂量 $=X$ mg/kg $\times 0.078 \times 70$kg/2.0kg$=2.73X$ mg/kg

猴剂量 $=X$ mg/kg $\times 0.06 \times 70$kg/4.0kg$=1.05X$ mg/kg

狗剂量 $=X$ mg/kg $\times 0.32 \times 70$kg/12kg$=1.87X$ mg/kg

三、给药剂量、药物浓度和给药体积的计算

在给药剂量、药物浓度和给药体积三个变量中,知道两个即可计算出第三个变量。一般来说,不同动物不同给药途径的给药体积要适当,取决于实验动物种属和制剂性质。各种动物不同给药途径的给药体积及最大给药体积见附表 3-2。

通常已知给药剂量和给药体积,需要计算配制的药物浓度。例如,小鼠腹腔注射氯胺酮剂量为 50mg/kg,小鼠的腹腔注射体积为 10ml/kg,配制的药物浓度则为:50mg/kg $\div$ 10ml/kg$=$5mg/ml,即 0.5%(g/ml)。

如果已知药物浓度和给药体积,也可计算出给药剂量。例如,大鼠灌胃二甲双胍的浓度为 10mg/ml,灌胃体积为 10ml/kg,大鼠灌胃剂量则为 10mg/ml $\times$ 10ml/kg$=$100mg/kg。

附表 3-2   各种给药途径的给药体积及最大给药体积

(欧洲制药工业协会联合会,2000 年)

实验动物种属	给药途径与体积 /(ml·kg^{-1})					
	灌胃	皮下注射	腹腔注射	肌内注射	静脉注射(单次)	静脉注射(缓注)
小鼠	10(50)	10(40)	20(80)	0.05(0.1)	5	(25)
大鼠	10(40)	5(10)	10(20)	0.1(0.2)	5	(20)
兔	10(15)	1(2)	5(20)	0.25(0.5)	2	(10)
犬	5(15)	1(2)	1(20)	0.25(0.5)	2.5	(5)
猴	10(15)	2(5)	(20)	0.25(0.5)	2.5	(10)
小型猪	10(15)	1(2)	1(20)	0.25(0.5)	2.5	(5)

注:左边的数字代表适用于单次或多次给药时的给药体积,右边括号内的数字代表最大给药体积。

(洪 浩)

附录四   常用灭菌方法

无菌是指物体或一定介质中没有任何活的微生物。

灭菌:应用物理或化学等方法将物体上或介质中所有的微生物及其芽孢全部杀死即为灭菌。使用的方法称灭菌法。

消毒:以物理或化学等方法杀灭物体上或介质中的病原微生物称为消毒。

防腐:用物理或化学等方法抑制微生物的生长即为抑菌或称防腐。

无菌操作法:在无菌的环境中,将所有器具、材料及药物等事先灭菌;操作过程中对环境严格控制,避免微生物污染的操作称为无菌操作方法。

一、物理灭菌法

1. 干热灭菌法

(1)火焰灭菌法：最迅速、可靠、简便的灭菌法。多用于刀、剪、镊、试管、乳钵、载物玻片以及瓶口边缘等的临用前灭菌，通常是将要灭菌的物品迅速通过火焰3~4次，最少需在火焰中加热20秒。

(2)干热空气灭菌法：通常是在烘箱中加热进行。加热条件应根据灭菌物品的性质、灭菌器的结构及灭菌物品放置的位置来决定。一般认为繁殖型细菌在100℃以上干热1小时可杀死。干热灭菌法使用的温度高，不适于橡胶、塑料等制品以及多数药品。

2. 湿热灭菌法

(1)热压灭菌法：是在密闭热压灭菌器内不断通入饱和水蒸气，并排出器内空气，使器内压力逐渐增加到一定限度，且维持一定温度和时间的一种灭菌方法。此法能杀灭所有的细菌繁殖体和芽孢，是灭菌最彻底的一种方法。热压灭菌器应密闭、耐压，有排气口、安全阀、压力表和温度计等部件，常用卧式灭菌柜和立式热压灭菌器等。使用时，将灭菌器内注入清水至标定的刻度，放进已装好物品的内筒，加盖拧紧边上的螺丝帽使容器密闭。加热到压力表上指针在0.5kg/cm^{2}刻度处，打开排气阀、放出被压缩于容器底部的冷空气，使压力表上的指针退回到"0"处，然后闭上排气阀，继续加热至压力表指针指在"1.0~1.5"处，开始计算灭菌时间。如果压力过高，安全阀可以自动排气，或用人工调节排气阀，到预定灭菌时间后，停止加热，至压力表指针退回到"0"处后才能开盖，并且稍待片刻，利用余热将物品烘干后取出。热压灭菌器使用的注意事项主要包括：①高压蒸汽灭菌器要经常检查，注意压力表、排气阀、安全阀和锅盖边缘是否符合要求；②灭菌过程中应有专人看守，准确掌握压力和时间，不能单纯依赖自动安全阀，防止因为压力过高发生爆炸事故；③灭菌完毕后，停止加热，待压力表所指示的压力逐渐下降到零，才能放出锅内蒸汽，使锅内压力与大气压相等后，稍稍打开灭菌锅，待10~15分钟后，再全部打开。

(2)流通蒸汽灭菌法和煮沸灭菌法：是在常压下用100℃流通蒸汽或水内煮沸杀灭细菌的方法，适用于不耐高热的样品。

不同物品的煮沸消毒，有不同的要求。玻璃制品要从冷水煮起；橡胶类物品应在水沸后再放入，以免久煮变质，失去弹性；刀剪、针头缝针等，如必须煮沸灭菌时，要先用纱布包好，以免在水中撞击而变钝。

(3)低温间歇灭菌法：此法是将待灭菌的制剂或药品用60~80℃加热1小时，将其中的细菌繁殖体杀死，然后在室温或孵育箱中放置24小时，让其中的芽孢发育成为繁殖体，再第二次加热将其消灭。加热和放置需连续操作三次以上，至全部芽孢消灭为止。此法适用于必须用热法灭菌但又不耐较高温度的制剂和药品。但此法灭菌效果差，样品中必须加入适量抑菌剂，以增加灭菌效力。

3. 过滤除菌法　过滤除菌法是使药物溶液通过无菌的特定滤器，以除去微生物的常用灭菌方法，适用于不耐热的药液灭菌。一般繁殖型细菌很少小于1μm、芽孢大小为0.5μm或更小。过滤除菌法使用的特定滤器(如纤维素酯微孔滤膜)的孔径大约为0.2μm，以阻止细菌和芽孢进入滤孔之内。

4. 射线灭菌法　射线灭菌法主要包括紫外线灭菌法、辐射灭菌法和微波灭菌法。

(1)紫外线灭菌法：一般波长 200~300nm 的紫外线都有杀菌能力，其中波长 260nm 的紫外线杀菌力最强。紫外线照射可破坏及改变微生物的 DNA 结构，使细菌当即死亡或不能繁殖后代，达到杀菌的目的。紫外线直线传播，其强度与距离平方成比例地减弱，可被不同的表面反射。紫外线较易穿透清洁空气及纯净的水，但悬浮物或水中盐类增多时，则穿透程度显著下降。紫外线灭菌法方法具有简单便捷、广谱高效、无二次污染、便于管理和实现自动化等优点，广泛用作空气灭菌和表面灭菌。一般在 6~15m³ 的空间可装置 30W 紫外线灯一只、灯距离地面 2.5~3m 为宜，相对湿度以 45%~60%、温度 10~55℃ 范围比较适宜。紫外线灯管必须保证无尘无油垢，否则辐射强度将大为降低。

(2)辐射灭菌法：核射线照射后，引起微生物 DNA 结构发生变化，使细胞活性丧失，从而达到灭菌的目的。^{60}Co-γ 射线辐照灭菌是较为常用的辐射灭菌法，具有穿透力、操作简便、速度快、可在常温下灭菌、灭菌后较长时间控制细菌的再增殖等优点，特别适用于不耐热物料的灭菌，但需专门设备产生辐射线（辐射源），并提供安全防护措施，以保证辐射线不泄露。

(3)微波灭菌法：微波是指频率在 300MHz~300GHz 之间的电磁波。在高频电磁波照射下，微生物代谢及遗传过程阻断、细胞膜及遗传物质破坏，从而进行杀菌。微波灭菌法加热均匀且升温迅速、低温灭菌、易实现自动化管理，适用于液体和固体物料的灭菌，且对固体物料具有干燥作用。

二、化学灭菌法

化学灭菌法是指用化学药品直接作用于微生物将其杀死，同时不损害物料的质量。化学灭菌法中常用的化学药品包括环氧乙烷、甲醛、过氧乙酸、酒精、碘酊等。

1. 环氧乙烷　本品室温时为无色、具有醚样臭味的气体，具有较强的扩散和穿透能力，作用迅速。对细菌、芽孢、真菌、立克次体和病毒等均有杀灭作用，属广谱杀菌剂。适用于对热敏感的药物、塑料、橡胶、皮革制品、纸张以及小型玻璃器皿等的灭菌。

2. 甲醛　甲醛溶液加热熏蒸，每立方米空间需要 40% 甲醛溶液 30ml，室内相对湿度宜高，以增进甲醛气体灭菌效果。甲醛对黏膜有刺激性，灭菌后剩余甲醛气体可排出或通入氨气予以吸收。

3. 过氧乙酸　无色透明液体，有刺激性的醋酸臭味，具弱酸性、易挥发、腐蚀性。本品为强氧化剂，其水溶液为广谱、高效、速效灭菌剂，对细菌、芽孢、真菌、病毒均有杀灭作用。其杀菌作用不受温度影响，稀释液易分解，宜临用前配制。

4. 酒精　常用 75% 酒精作皮肤消毒用，也用于浸泡消毒橡胶管、塑料管等。金属器械经 75% 酒精浸泡容易生锈，最好采用其他方法消毒。

5. 碘酊　有强大的杀菌力，常用 2% 碘酊消毒皮肤。

6. 其他室内化学灭菌剂　3%~5% 苯酚溶液室内地面、墙壁喷洒；5%~100% 甲酚皂溶液室内地面、墙壁喷洒；乳酸，以每 1m³ 空间用量 1ml 计算，置容器内加热蒸发，时间为 0.5~1 小时；1/1 000~1/2 000 苯扎溴铵溶液喷洒地面及墙壁；丙二醇，以每 1m³ 空间用 1ml 计算，置容器内加热蒸发；三甘醇，以每 1m³ 空间用 1ml 计算，置容器内加热蒸发；醋酸用于室内灭菌，效力为相同浓度甲醛的 3.5 倍，对黏膜、眼部无刺激性且对木制品、金属制品、医疗器械均无影响。

（杜俊蓉）

附录五　实验动物管理条例

(1988 年 10 月 31 日国务院批准　1988 年 11 月 14 日国家科学技术委员会令第 2 号发布　根据 2011 年 1 月 8 日《国务院关于废止和修改部分行政法规的决定》第一次修订　根据 2013 年 7 月 18 日《国务院关于废止和修改部分行政法规的决定》第二次修订　根据 2017 年 3 月 1 日《国务院关于修改和废止部分行政法规的决定》第三次修订)

第一章　总则

第一条　为了加强实验动物的管理工作,保证实验动物质量,适应科学研究、经济建设和社会发展的需要,制定本条例。

第二条　本条例所称实验动物,是指经人工饲育,对其携带的微生物实行控制,遗传背景明确或者来源清楚的,用于科学研究、教学、生产、检定以及其他科学实验的动物。

第三条　本条例适用于从事实验动物的研究、保种、饲育、供应、应用、管理和监督的单位和个人。

第四条　实验动物的管理,应当遵循统一规划、合理分工,有利于促进实验动物科学研究和应用的原则。

第五条　国家科学技术委员会主管全国实验动物工作。

省、自治区、直辖市科学技术委员会主管本地区的实验动物工作。

国务院各有关部门负责管理本部门的实验动物工作。

第六条　国家实行实验动物的质量监督和质量合格认证制度。具体办法由国家科学技术委员会另行制定。

第七条　实验动物遗传学、微生物学、营养学和饲育环境等方面的国家标准由国家技术监督局制定。

第二章　实验动物的饲育管理

第八条　从事实验动物饲育工作的单位,必须根据遗传学、微生物学、营养学和饲育环境方面的标准,定期对实验动物进行质量监测。各项作业过程和监测数据应有完整、准确的记录,并建立统计报告制度。

第九条　实验动物的饲育室、实验室应设在不同区域,并进行严格隔离。

实验动物饲育室、实验室要有科学的管理制度和操作规程。

第十条　实验动物的保种、饲育应采用国内或国外认可的品种、品系,并持有效的合格证书。

第十一条　实验动物必须按照不同来源,不同品种、品系和不同的实验目的,分开饲养。

第十二条　实验动物分为四级:一级,普通动物;二级,清洁动物;三级,无特定病原体动物;四级,无菌动物。

对不同等级的实验动物,应当按照相应的微生物控制标准进行管理。

第十三条　实验动物必须饲喂质量合格的全价饲料。霉烂、变质、虫蛀、污染的饲料,不得用于饲喂实验动物。直接用作饲料的蔬菜、水果等,要经过清洗消毒,并保持新鲜。

第十四条　一级实验动物的饮水,应当符合城市生活饮水的卫生标准。二、三、四级实验动物的饮水,应当符合城市生活饮水的卫生标准并经灭菌处理。

第十五条　实验动物的垫料应当按照不同等级实验动物的需要,进行相应处理,达到清洁、干燥、吸水、无毒、无虫、无感染源、无污染。

第三章　实验动物的检疫和传染病控制

第十六条　对引入的实验动物,必须进行隔离检疫。

为补充种源或开发新品种而捕捉的野生动物,必须在当地进行隔离检疫,并取得动物检疫部门出具的证明。野生动物运抵实验动物处所,需经再次检疫,方可进入实验动物饲育室。

第十七条　对必须进行预防接种的实验动物,应当根据实验要求或者按照《中华人民共和国动物防疫法》的有关规定,进行预防接种,但用作生物制品原料的实验动物除外。

第十八条　实验动物患病死亡的,应当及时查明原因,妥善处理,并记录在案。

实验动物患有传染性疾病的,必须立即视情况分别予以销毁或者隔离治疗。对可能被传染的实验动物,进行紧急预防接种,对饲育室内外可能被污染的区域采取严格消毒措施,并报告上级实验动物管理部门和当地动物检疫、卫生防疫单位,采取紧急预防措施,防止疫病蔓延。

第四章　实验动物的应用

第十九条　应用实验动物应当根据不同的实验目的,选用相应的合格实验动物。申报科研课题和鉴定科研成果,应当把应用合格实验动物作为基本条件。应用不合格实验动物取得的检定或者安全评价结果无效,所生产的制品不得使用。

第二十条　供应用的实验动物应当具备下列完整的资料:

(一)品种、品系及亚系的确切名称;

(二)遗传背景或其来源;

(三)微生物检测状况;

(四)合格证书;

(五)饲育单位负责人签名。

无上述资料的实验动物不得应用。

第二十一条　实验动物的运输工作应当有专人负责。实验动物的装运工具应当安全、可靠。不得将不同品种、品系或者不同等级的实验动物混合装运。

第五章　实验动物的进口与出口管理

第二十二条　从国外进口作为原种的实验动物,应附有饲育单位负责人签发的品系和亚系名称以及遗传和微生物状况等资料。

无上述资料的实验动物不得进口和应用。

第二十三条　出口应用国家重点保护的野生动物物种开发的实验动物,必须按照国家的有关规定,取得出口许可证后,方可办理出口手续。

第二十四条　进口、出口实验动物的检疫工作,按照《中华人民共和国进出境动植物检疫法》的规定办理。

第六章　从事实验动物工作的人员

第二十五条　实验动物工作单位应当根据需要,配备科技人员和经过专业培训的饲育人员。各类人员都要遵守实验动物饲育管理的各项制度,熟悉、掌握操作规程。

第二十六条　实验动物工作单位对直接接触实验动物的工作人员,必须定期组织体格检查。对患有传染性疾病,不宜承担所做工作的人员,应当及时调换工作。

第二十七条　从事实验动物工作的人员对实验动物必须爱护,不得戏弄或虐待。

第七章　奖励与处罚

第二十八条　对长期从事实验动物饲育管理,取得显著成绩的单位或者个人,由管理实验动物工作的部门给予表彰或奖励。

第二十九条　对违反本条例规定的单位,由管理实验动物工作的部门视情节轻重,分别给予警告、限期改进、责令关闭的行政处罚。

第三十条　对违反本条例规定的有关工作人员,由其所在单位视情节轻重,根据国家有关规定,给予行政处分。

第八章　附则

第三十一条　省、自治区、直辖市人民政府和国务院有关部门,可以根据本条例,结合具体情况,制定实施办法。

军队系统的实验动物管理工作参照本条例执行。

第三十二条　本条例由国家科学技术委员会负责解释。

第三十三条　本条例自发布之日起施行。

参考文献

［1］李垚, 陈学进. 医学实验动物学. 上海: 上海交通大学出版社, 2019.

［2］邹移海, 徐志伟, 黄韧, 等. 实验动物学. 2 版. 北京: 科学出版社, 2012.

［3］金宏波, 曹永刚. 实验机能学教程. 2 版. 北京: 人民卫生出版社, 2015.

［4］魏伟, 吴希美, 李元建. 药理实验方法学. 4 版. 北京: 人民卫生出版社, 2010.

［5］VOGEL H G. Drug discovery and evaluation: Pharmacological assays. 3rd ed. New York: Springer, 2008.